**PSYCHOSYNT**
The Psychosynteresis Research
and Development Programme

# Le Cerveau
## et son fonctionnement

## I

### Robert F. Klein
### von Wenin-Paburg

Cursus de Psychosyntérèse
U.M.E. 1

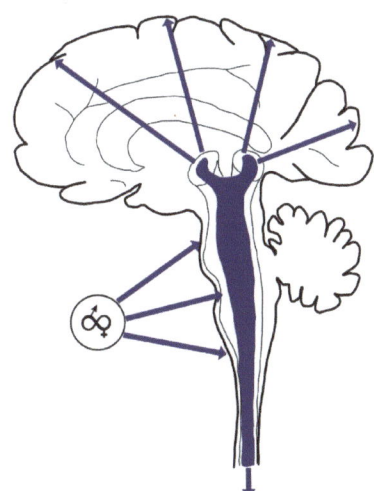

L'auteur :

Dr Robert F(rédéric) Klein von
Wenin-Paburg
Ph. D., L. L., Dipl. D., F. A. H.

1e édition : 2ᵉ trimestre 1981
Édition Klein
22, rue de l'Avenir
2854 Bassecourt (Suisse).

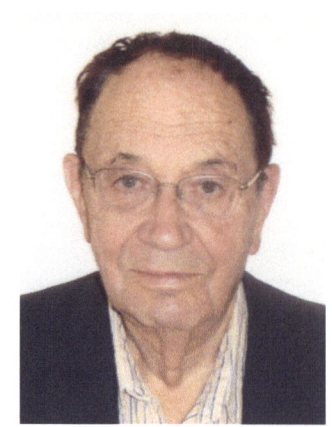

2ème édition :
Éditions Bischoff, 15
ruelle de Borjaux,
CH–1807 Blonay
Avril 2020
www.bischoff.ovh
thomas@bischoff.ovh

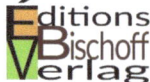

Tous droits de traduction, de reproduction et d'adaptation réservés pour tous pays. Cet exemplaire ne doit être ni revendu ni prêté ni diffusé d'aucune manière.

This work is subject to copyright. All rights are reserved, either the whole or part of the material is concerned, specifically those of translation, reprinting, re-use of illustrations, broadcasting, reproduction by photocopying machines or similar means, and storage in data banks. This copy must not be resold nor lent nor circulated in any way.

© by Dr. Elisabeth Klein von Wenin-Paburg

À Elisabeth,
l'inspiratrice de ma vie

Frayer à l'homme le chemin de son propre destin, l'aider à dégager les décombres qui l'obstruent, lui permettre le libre choix, que personne ne peut faire à sa place. Transformer un être fait d'habitudes et de mécanismes en un être vivant, qui sait où il va. Faire d'un robot un homme. C'est cela, l'équilibre psychique, c'est cela, le but de tout travail psychologique en profondeur.

Elisabeth Klein, *L'HOMME ET LA FEMME INFIDÈLES*, 1972

# SOMMAIRE

Dédicace à Elisabeth Klein .................................................................. 3
SOMMAIRE ............................................................................................. 4
TABLE DES ILLUSTRATIONS ............................................................... 5
Note sur la méthode de programmation
utilisée dans cet ouvrage ...................................................................... 6
Leçon 1 : Le système nerveux .............................................................. 9
Leçon 2 : La moelle, le tronc cérébral et le diencéphale ............. 25
Leçon 3 : Le télencéphale (rhinencéphale et néocortex) ............ 61
Réponses aux questions de contrôle ................................................ 89
Leçon 1 : Le système nerveux ............................................................ 89
Leçon 2 : La moelle, le tronc cérébral et le diencéphale ............. 92
Leçon 3 : Le télencéphale (rhinencéphale et néocortex) ............ 97
Devoirs écrits U.M.E. 1 ....................................................................... 101
INDEX ALPHABÉTIQUE (MATIÈRES ET AUTEURS) .................. 103
BIBLIOTHÈQUE INTERNATIONALE
DE PSYCHOSYNTÉTRÈSE ................................................................ 114
DICTIONNAIRE MÉDICAL DICOKLEIN ......................................... 118

# TABLE DES ILLUSTRATIONS

Figure 1 : Le système nerveux ................................................. 8
Figure 2 : Relations entre neurosciences psychologie des profondeurs et psychosyntérèse ........................ 11
Figure 3 : Le système orthosympathique ........................... 19
Figure 4 : Le squelette axial ................................................. 24
Figure 5 : Le cerveau ou encéphale .................................... 30
Figure 6 : Les formations de l'encéphale .......................... 34
Figure 7 : Les liaisons thalamo-corticales ......................... 43
Figure 8 : L'hypothalamus par rapport au thalamus au sein du diencéphale ....................................... 47
Figure 9 : Le système endocrinien et son centre de commande neuro-endocrinien ......................... 50
Figure 10 : Les corps striés ou ganglions de la base .......... 56
Figure 11 : Le fonctions cérébrales dans l'image de l'immeuble locatif ............................................... 63
Figure 12 : Cerveau reptilien et cerveaux mammaliens ...... 65
Figure 13 : Système limbique en général ............................ 67
Figure 14 : Le corps calleux ................................................. 71
Figure 15 : Le rhinencéphale ou système limbique dans le détail ..................................................... 73
Figure 16 : Le (néo)cortex, ses deux hémisphères et les ventricules .................................................. 76
Figure 17 : La circulation du liquide céphalo-rachidien ....... 79
Figure 18 : Les aires fonctionnelles corticales .................... 81
Figure 19 : Le second système afférent (système thalamique diffus) ............................ 85

## Note sur la méthode de programmation utilisée dans cet ouvrage

Nous avons adopté dans cet ouvrage la méthode de l'enseignement programmé. Quels en sont les avantages ?

- Elle garantit un ordre efficace de présentation des notions. C'est-à-dire que l'on ne doit pas étudier un tas de notions nouvelles à la fois, mais seulement un ensemble de notions choisies de manière à faire progresser l'étudiant(e) pas à pas.

- Elle garantit une adaptation suivie aux difficultés de compréhension de la part de l'étudiant(e). C'est-à-dire qu'en abordant un domaine jusqu'ici inconnu ou peu connu, l'étudiant(e) trouve parfois difficile telle ou telle notion. Dans l'enseignement programmé, on la lui décortique en quelque sorte.

- Elle assure la participation active de l'étudiant(e). C'est-à-dire que l'étudiant(e) ne peut se contenter d'enregistrer passivement ce qui est écrit au fil des pages ; il/elle doit s'expliquer avec le texte, réfléchir aux questions posées, trouver des réponses.

- Elle garantit la correction immédiate de l'acquis. En lisant tel passage, ai-je bien compris ? L'enseignement programmé me permet de vérifier sur-le-champ si ce que j'ai cru comprendre est vraiment ce qu'il fallait comprendre.

Le sommaire qui figure sur la page 4 vous montre que l'ouvrage est divisé en plusieurs leçons. En tête de chaque leçon, vous trouverez un résumé des matières contenues dans la leçon, ainsi que l'énoncé des objectifs de l'enseignement dispensé dans la leçon en question. C'est-à-dire que vous trouverez décrites les capacités que vous devrez avoir acquises après avoir étudié les matières de la leçon en question. On appelle cela la méthode des curricula, adoptée aussi par l'OFIAMT suisse dans ses nouveaux règlements d'apprentissage; décrire le comportement terminal souhaité de la part de l'étudiant(e) en disant ce que vous devez être en mesure de définir, d'expliquer, de résumer une fois la leçon étudiée.

Vous voyez, nous ne vous lâcherons pas d'une semelle. À la fin de chaque leçon, vous pourrez revenir aux objectifs de la leçon et contrôler si vous savez faire ce qui y est annoncé.

Chaque leçon se décompose en étapes d'apprentissage ou unités d'information numérotées à partir de 1.1. par exemple = première leçon, première unité d'information. Dans cette unité d'information vous sont présentées les notions à étudier. Après chaque unité d'information, soit une ou deux pages, on vous pose des questions de contrôle. Si vous savez y répondre, pas de problème. Sinon, reprenez l'unité d'information en question. Si vous n'êtes pas sûr(e) de la bonne réponse, vous pourrez vous reporter à la fin du volume, où vous trouverez toutes les réponses correctes. Utilisez un cache (un papier ou un carton) pour recouvrir le texte pendant que vous vous entraînez à donner les réponses correctes. Et ne vous y méprenez pas : ceci est un cours pour apprendre, et non pas simplement pour lire distraitement. C'est pourquoi nous vous aidons de près à tout assimiler, à vérifier vos progrès pas à pas. De cette manière, le découragement ne risque pas de s'installer. C'est cela, le grand avantage de l'enseignement programmé. Ceux qui veulent en savoir plus sur la programmation linéaire skinnérienne adoptée ici peuvent consulter Maurice de Montmollin : L'Enseignement programmé, Que sais-je ? 1171, Paris, P.U.. F. 3 1971

Et maintenant, au travail, et bonne chance pour ce premier volume du cours !

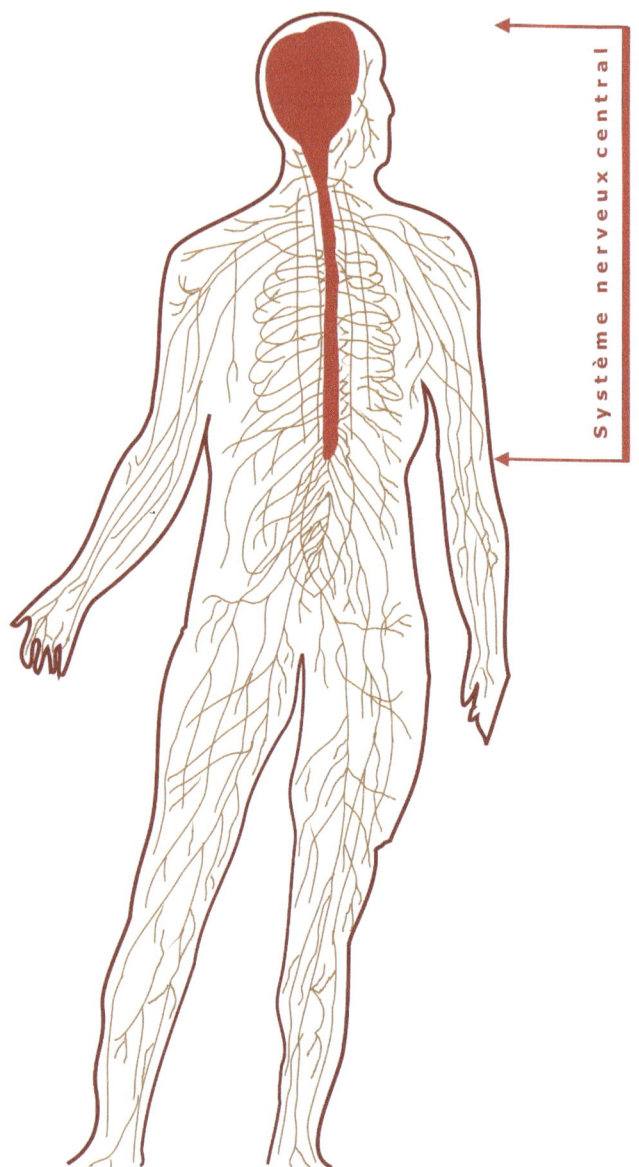

Figure 1 : Le système nerveux

Leçon 1 : Le système nerveux

## Leçon 1 : Le système nerveux

Dans cette leçon, nous étudierons la définition de la psychosyntérèse et sa relation avec les neurosciences, puis le domaine d'application de la neuropsychophysiologie et l'option philosophique (foi ou théisme contre matérialisme) qu'elle implique. Puis nous passerons à l'examen de la structure du système nerveux. Nous distinguerons vie de relation et vie organique autonome et verrons leur interaction sous le contrôle du cerveau. Nous ferons une incursion dans la partie orthosympathique du système neurovégétatif et en comprendrons sa localisation, ainsi que celle du système nerveux central et périphérique.

### Objectifs de la leçon

Savoir définir la Syntérèse, la neuropsychophysiologie, l'attitude du neuroscientifique matérialiste et celle du neuroscientifique théiste. Savoir indiquer l'étendue du système nerveux et la raison de l'interconnexion des (= du contact permanent entre) cellules. Savoir nommer les deux grandes divisions fonctionnelles du système nerveux et expliquer ce qui est volontaire et non dans l'activité de l'organisme. Savoir définir le système nerveux central et le périphérique. Savoir décrire la différence entre l'ortho- et le parasympathique. Savoir définir un ganglion. Savoir définir le rôle du au face aux systèmes nerveux somatique et neurovégétatif.

1.1.

Ceci est un cours de psychosyntérèse. Pourquoi le premier volume de ce cours est-il consacré aux neurosciences, c'est-à-dire à l'étude scientifique du cerveau en particulier et du système nerveux en général ? C'est que la **psychosyntérèse** kleinienne est une école de psychologie et de psychothérapie qui tient compte de tous les acquis des **neurosciences** et de la **psychologie des profondeurs**. Cette école, fondée en 1972 par les Drs Robert F. et Elisabeth Klein, prend donc en compte les progrès foudroyants réalisés depuis une décennie dans l'étude des fonctions nerveuses supérieures, c'est-à-dire cérébrales (concernant le cerveau). Elle prend aussi en compte les derniers développements de la psychologie des profondeurs, qui s'est dégagée depuis longtemps de ses débuts psychanalytiques (freudiens). Voici la définition de dictionnaire de la psychosyntérèse :

*PSYCHOSYNTÉRÈSE. Un système psychologique et une méthode de traitement de désordres psychiques développés par Robert F. et Elisabeth Klein, caractérisés par \* une conception dynamique de tous les aspects de la vie mentale, consciente et inconsciente, mettant l'accent en particulier sur la puissance thérapeutique du centre énergétique de la psyché, le Soi ou la Syntérèse, \* ainsi que par une technique élaborée d'investigation et de traitement, basée sur l'activation de la Syntérèse principalement par l'interprétation des rêves.*

De cette définition compliquée, retenez surtout le sens du mot Syntérèse, et la manière dont la Syntérèse peut être activée.

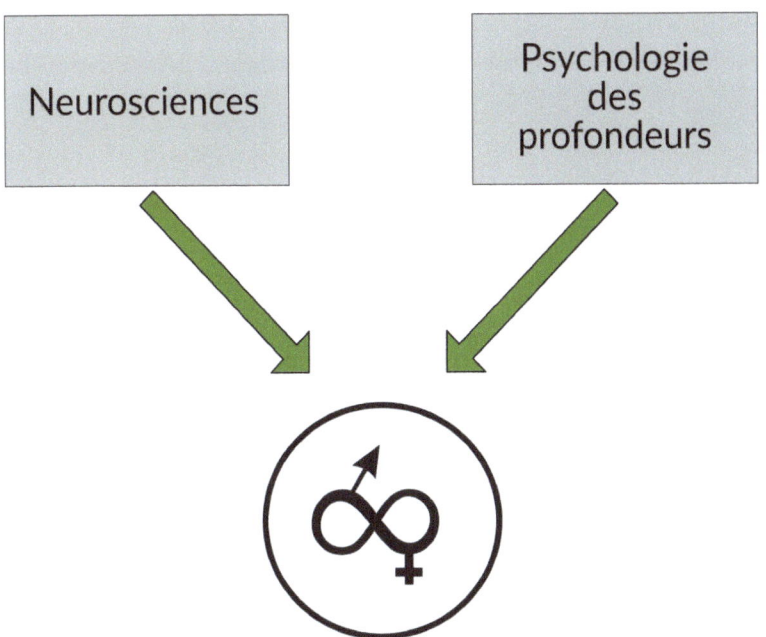

Figure 2 :  Relations entre neurosciences psychologie des profondeurs et psychosyntérèse

Leçon 1 : Le système nerveux

**Vous devez à présent être en mesure de répondre aux 3 questions suivantes :**

1.1.1. Qu'est-ce que les neurosciences ?

1.1.2. Qu'est-ce que la Syntérèse ?

1.1.3. Quel est le moyen principal d'activation de la Syntérèse ?

Si vous voulez contrôler la justesse de vos réponses, reportez-vous aux réponses correctes qui figurent en fin de volume.

Ne continuez pas avant de savoir répondre sans hésitation aux 3 questions de la page précédente, et sans consulter le texte 1.1.

Voici la première unité d'information (ou étape d'apprentissage) bouclée. Vous comprenez que désormais le mot «neurosciences» par exemple doit éveiller dans votre mémoire une définition précise. Il ne vous est pas permis de faire de l'à-peu-près. Étudier, c'est comprendre, puis apprendre, mémoriser. Si ça ne marche pas d'un coup, reprenez le texte avec énergie et bonne volonté, jusqu'à ce que ces quelques notions nouvelles contenues dans 1.1. Soient bien ancrées dans votre tête. Vous serez récompensé(e) de cet effort par une compréhension progressive.

En route pour la deuxième unité d'information !

1.2.

Sous le titre général « Le Cerveau et son fonctionnement », les deux premiers volumes de ce cours traitent de la neuroscience essentielle: la neuropsychophysiologie. C'est un terme moderne, proposé par M. Meulders et N. Boisacq-Schepens dans leur *Abrégé de neuro-psycho-physiologie*, Paris, Masson,[2] 1979. Vous y trouvez deux mots différents : « neurophysiologie » et « –psycho– ». La **neurophysiologie**, c'est l'étude traditionnelle du fonctionnement de système nerveux, dont la pièce maîtresse est le cerveau. Comment fonctionne-t-il ? Nous vous parlerons évidemment aussi d'anatomie : il faut savoir où se trouvent les différentes structures du cerveau. Mais qu'est-ce que le cerveau sans l'esprit, la psyché, qui l'utilise ? C'est pourquoi on parle de neuro**psycho**physiologie. Qui en parle ? Seulement les neuroscientifiques croyants ou théistes. Beaucoup de gens ne sont pas vraiment croyants (chrétiens, juifs, musulmans, bouddhistes, etc.), mais seulement théistes, c.-à-d. qu'ils ne vont pas à l'église, mais croient tout de même à l'existence de Dieu. Pour un croyant ou un théiste, l'esprit est différent du système nerveux. Il utilise seulement ce magnifique instrument qu'est le système nerveux pour dicter à notre organisme les réactions appropriées à notre environnement, aux gens et aux choses qui nous entourent. Au contraire, les neuroscientifiques matérialistes, qu'ils soient soviétiques ou occidentaux, croient que le système nerveux **est** l'esprit. Inutile donc de parler de psyché, de neuro**psycho**physiologie, « neurophysiologie » tout court suffit aux matérialistes. La psychosyntérèse n'est pas matérialiste. Pour elle, il existe un esprit qui se sert du système nerveux. Pour quoi faire ? Pour assurer notre survie face à toutes les influences venues de l'extérieur, de notre environnement. La **neuropsychophysiologie** est donc l'étude du fonctionnement du système nerveux en relation avec l'étude des réactions de l'être humain avec son environnement. Et ces réactions ne sont pas considérées comme mécaniques, mais comme inventives, parce que l'esprit, la psyché qui les commande a la maîtrise totale du système nerveux et une connaissance totale de la situation où l'être humain se trouve plongé. Vous devinez que ce centre de commande clairvoyant et efficace que nous appelons ici « esprit » ou « psyché » est la Syntérèse dont nous avons parlé dans 1.1.

**Vous devez à présent être en mesure de répondre aux 3 questions suivantes :**

1.2.1. Comment appelle-t-on l'étude du fonctionnement du système nerveux ?

1.2.2. Qu'est-ce que la neuropsychophysiologie ?

1.2.3. Qu'est-ce qui distingue un neuroscientifique théiste d'un neuroscientifique matérialiste ?

1.2.4. Quelle est la relation entre la Syntérèse et le système nerveux ?

Si vous voulez contrôler la justesse de vos réponses, reportez-vous aux réponses correctes qui figurent en fin de volume.

Ne continuez pas avant de savoir répondre sans hésitation à ces 4 questions, et sans consulter le texte 1.2.

1.3.

Si vous regardez le schéma en page 8, vous constatez que le **système nerveux** s'étend à l'organisme tout entier. Il n'y a pas une région du corps, pas un organe qui ne soit innervé, c'est-à-dire où n'aboutissent pas des nerfs. Le système nerveux se compose de milliards de cellules, tout comme toutes les autres parties de l'organisme se composent de **cellules**. Rappelez-vous que notre organisme provient tout entier d'une première cellule, la cellule-mère, c'est-à-dire d'un œuf ou ovule de notre mère fécondé par un spermatozoïde de notre père. Toutes les cellules de notre corps sont cousines. Certaines se sont spécialisées dans des fonctions de digestion. Par exemple, les cellules du système nerveux se sont spécialisées dans deux rôles essentiels. Le premier, c'est de mettre toutes les autres cellules de l'organisme en relation les unes avec les autres. Pour assurer qu'elles fonctionnent en harmonie — on dit de manière intégrée, le système nerveux a donc une première fonction dite d'intégration (quant à la deuxième, nous la verrons sous 1.4.). Cette harmonisation, cette intégration de la vie cellulaire de notre organisme se fait à l'insu de notre conscience. Nous ne savons pas quand nous digérons, sauf quand cette digestion se passe mal. La fonction d'intégration de notre vie organique, de notre vie végétative est donc inconsciente, automatique et involontaire, parce que soustraite à notre volonté. Cette fonction est assurée par la partie du système nerveux que l'on appelle **système neurovégétatif**; on dit aussi système nerveux autonome ou système nerveux sympathique. Les battements de notre cœur, les mouvements de notre intestin, le rétrécissement (constriction) ou l'élargissement (dilatation) de nos artères sont contrôlés automatiquement par notre système neurovégétatif sans que la conscience ait à s'en occuper.

**Vous devez à présent être en mesure de répondre aux 3 questions suivantes :**

1.3.1. Quelle partie de l'organisme est innervée (= desservie par des nerfs ?

1.3.2. Qu'est-ce qui explique que les cellules de notre corps soient cousines ?

1.3.3. Comment appelle-t-on le système nerveux des automatismes de l'organisme ?

1.3.4. Donnez trois exemples de fonctions neurovégétatives (= contrôlées par le système neurovégétatif).

1.4.

Mais le système nerveux met aussi l'organisme en rapport avec le milieu extérieur, avec ce qui l'entoure, avec son environnement. En toutes circonstances, pendant la veille et le sommeil, le **système nerveux de la vie de relation** surveille les relations avec le monde extérieur, reçoit des informations et donne des ordres à nos muscles, pour bouger, pour parler, etc. C'est la deuxième grande fonction du système nerveux. Il l'exerce en réceptionnant les messages de nos sens, de l'œil, de l'oreille, de la main, etc. Ces messages deviennent conscientes. C'est pourquoi l'on parle d'une fonction de **sensibilité consciente** du système nerveux. Mais le système nerveux de la vie de relation agit aussi sur l'environnement en donnant les ordres moteurs nécessaires pour nos mouvements. C'est par la volonté que nous levons le bras droit. On parle donc ici de la fonction de **motricité volontaire** du système nerveux. Sensibilité consciente et motricité volontaire sont les caractéristiques du système nerveux de la vie de relation, que l'on appelle aussi système nerveux somatique. Jusqu'ici, vous avez donc appris à distinguer le **système neurovégétatif** (inconscient, involontaire) et le **système nerveux somatique** (conscient, volontaire; dit aussi système nerveux de la vie de relation), qui a un versant sensoriel (sensibilité consciente, enregistrement des messages des sens ou messages sensoriels) et un versant moteur (motricité volontaire, commande des mouvements du corps).

**Vous devez à présent être en mesure de répondre aux 3 questions suivantes :**

1.4.1. Quelles sont les deux fonctions principales du système nerveux somatique ?

1.4.2. Qu'est-ce que la vie de relation ?

1.4.3. Est-ce que la conscience et la volonté interviennent dans le fonctionnement du système neurovégétatif et système nerveux somatique ?

Si vous voulez contrôler la justesse de vos réponses, reportez-vous aux réponses correctes qui figurent en fin de volume.

Ne continuez pas avant de savoir répondre sans hésitation à ces 3 questions, et sans consulter le texte 1.4.

Le texte 1.4. Est certainement un peu abstrait, mais il est difficile de simplifier davantage. Prenez-en votre parti. Voici un dessin, qui va vous reposer.

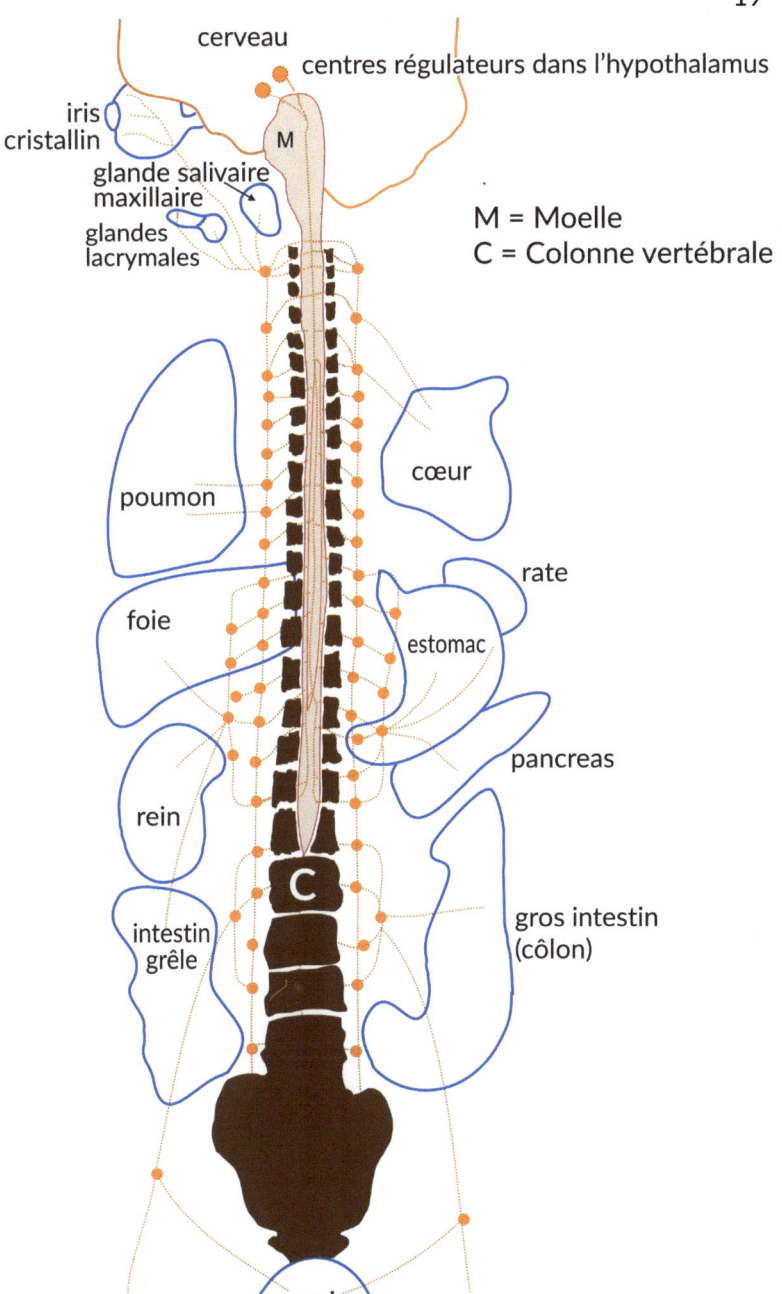

Figure 3 : Le système orthosympathique

Leçon 1 : Le système nerveux

1.5.

    Si vous vous reportez à la figure de la page 8, vous y découvrez dans la partie haute de l'organisme, en rouge opaque, une zone ressemblant à une tige supportant une noix. La légende dit : **système nerveux central**. La tige est la **moelle**, la noix est le **cerveau**. Dans le dessin de la page 19, vous retrouvez la tige, cette fois-ci en rouge clair sur le fond brun des vertèbres composant la colonne vertébrale. C'est un artifice du dessin. En réalité, la moelle (la tige) est logée **dans** la colonne vertébrale et donc invisible. Elle se termine an arrivant au cerveau par un épaississement qui à ici la forme d'une tête de cobra. Vous voyez que la moelle n'arrive en bas pas jusqu'au bas de la colonne vertébrale, mais seulement jusqu'à une vertèbre lombaire déterminée. Laquelle ? Comme il y en a 5, et qu'elles sont numérotées de haut en bas, c'est facile à compter. La moelle s'arrête à la **2ᵉ vertèbre lombaire**. Tous les points indiquent le tracé des nerfs d'une partie du **système neurovégétatif** : la partie qui règle les automatismes du corps pendant **le jour**, c'est-à-dire pendant que nous devons être sur le qui-vive face à tout ce qui nous vient du monde extérieur, de l'environnement. Cette partie qui contrôle notre activité quotidienne au plan des automatismes inconscients, involontaires est l'**orthosympathique**. Nous n'avons pas représenté sur ce dessin l'antagoniste (l'adversaire) de l'orthosympathique, le parasympathique, qui contrôle les activités nocturnes de l'organisme. L'orthosympathique et le parasympathique forment don ensemble le système neurovégétatif (voir 1.3.).

**Vous devez à présent être en mesure de répondre aux 3 questions suivantes :**

1.5.1. Quelles sont les deux parties du système nerveux central ?

1.5.2. Quelle est la différence entre l'orthosympathique et le parasympathique ?

1.5.3. Qu'est-ce que l'orthosympathique et la parasympathique forment ensemble ?

1.6.

Tant le renflement sur le devant de la moelle – une sorte de 2ᵉ tige, mais bien plus courte que la moelle – que les nœuds distribués régulièrement de part et d'autre de la colonne sur le trajet des nerfs sont des ganglions. Un **ganglion** est simplement un renflement sur le trajet d'un nerf. Les nerfs orthosympathiques quittent la moelle et empruntent d'abord les chaînes de ganglions voisines avant d'atteindre les organes qu'ils innervent. Par comparaison, les nerfs parasympathiques passent directement de la moelle dans les organes qu'ils innervent – mais ce détail n'a pas d'importance pour vous. Vous voyez que le système neurovégétatif relie la moelle aux organes. Mais son centre de commande est dans le cerveau, dans la formation du cerveau appelée hypothalamus. D'où la légende en haut : centres régulateurs dans l'hypothalamus. Ceci est important : le **cerveau** est l'organe directeur du système nerveux tout entier, aussi bien du système neurovégétatif que du système somatique (de vie de relation, voir 1.4.). En fait, les fonctions de ces deux parties du système nerveux sont parfois difficiles à séparer. C'est ainsi qu'ils participent tous deux (le neurovégétatif et le somatique) à la **respiration** et à la **reproduction**. Mais puisque nous venons de localiser le système neurovégétatif, où se trouve donc le système nerveux somatique (de vie de relation) ? Eh bien, vous le voyez tout entier sur la figure de la page 8, où le système neurovégétatif ne figure pas. Et vous voyez tout de suite que le système nerveux somatique a un axe central, précisément celui qui est dessiné en rouge opaque et marqué « système nerveux central ». Tous les nerfs situés hors de cet axe central (qui comprend la moelle et le cerveau, voir 1.5.)

constituent logiquement le **système nerveux périphérique**. Système nerveux central et système nerveux périphérique ensemble forment donc le système nerveux somatique ou de vie de relation. Le maître de la vie végétative (système neurovégétatif) et de la vie de relation avec l'environnement (système nerveux somatique) reste dans tous les cas le cerveau.

**Vous devez à présent être en mesure de répondre aux 3 questions suivantes :**

1.6.1.   Qu'est-ce qu'un ganglion ?

1.6.2.   Indiquez d'après la figure de la page 19 quels organes sont innervés par l'orthosympathique (= sont desservis par les nerfs orthosympathiques) ?
*Remarque : Nous n'avons pu reporter sur la figure de la page 19 la totalité de ces organes, seulement les principaux.*

1.6.3.   Où se trouve le centre de commande de l'orthosympathique (et du parasympathique par la même occasion) ?

1.6.4.   Nommez deux domaines où le système neurovégétatif et le système nerveux somatique son associés.

Si vous voulez contrôler la justesse de vos réponses, reportez vous aux réponses correctes qui se trouvent en fin de volume.

Ne continuez pas avant de savoir répondre sans hésitation à ces 4 questions, et sans consulter le texte 1.6.

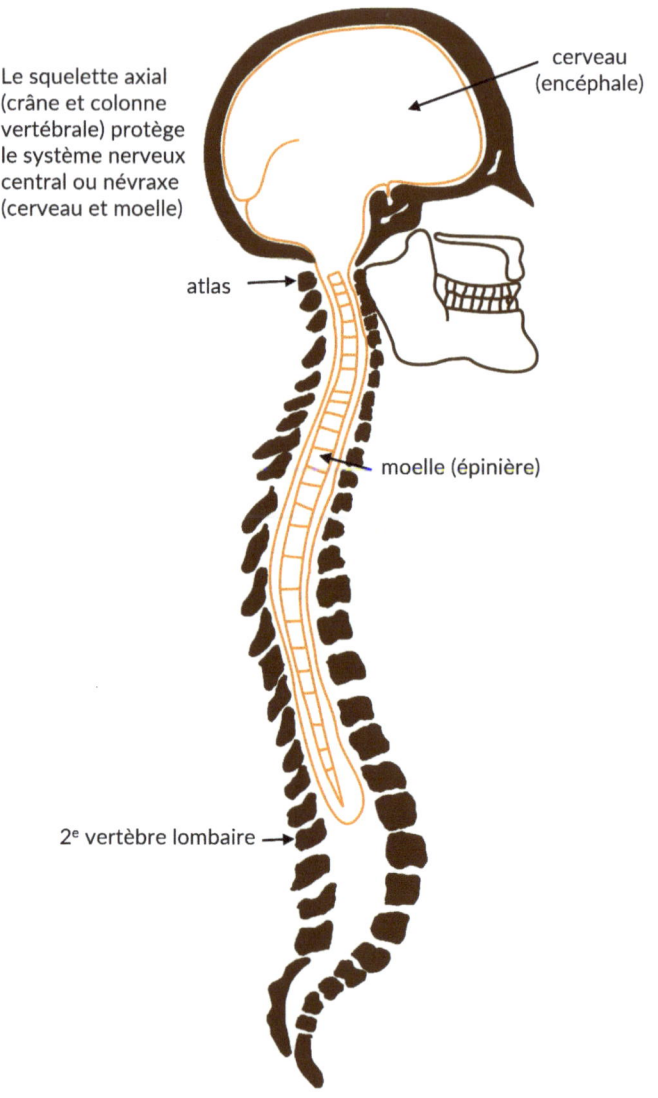

Figure 4 : Le squelette axial

# Leçon 2 :
# La moelle, le tronc cérébral et le diencéphale

Dans cette leçon, nous étudierons le système nerveux central en commençant par la moelle épinière. Puis nous aborderons l'étude du tronc cérébral, siège de la formation réticulée qui est le point d'intervention de la Syntérèse dans l'organisme. Le cervelet sera vu en fonction de la motricité programmée et de la chronobiologie. Puis nous verrons les noyaux gris de la base du cerveau ou diencéphale, à commencer par le thalamus. Nous verrons les rapports thalamus-cortex et la fonction-filtre du thalamus. Nous étudierons l'hypothalamus en relation avec le système endocrinien et les deux glandes épiphyse et hypophyse et verrons ses fonctions de cerveau endocrinien et de cerveau végétatif. Les ganglions de la base ou corps striés nous mettrons sur la piste de recherches très actuelles.

**Objectifs de la leçon**

Savoir définir les parties du système nerveux central, le rôle de la moelle épinière et les signaux que transmet le système nerveux. Savoir expliquer ce qu'est le tronc cérébral. Définir le rôle de la formation réticulée et le rapport de forces entre Syntérèse et conscience corticale. Savoir situer le bulbe et nommer ses 2 fonctions. Savoir identifier les 2 étages supérieurs du tronc cérébral et expliquer les doubles voies qui le traversent. Savoir localiser le cervelet et expliquer sa fonction d'ordinateur. Savoir faire la comparaison entre cortex et cervelet. Savoir définir les relations entre cortex et thalamus. Définir l'intervention du thalamus dans la transmission des messages sensoriels. Définir l'origine des ondes de l'électroencéphalogramme. Savoir expliquer la différence entre substance blanche et grise. Savoir nommer les deux glandes endocrines accolées au diencéphale. Définir la fonction de ces glandes et les relations hypothalamus-hypophyse. Savoir expliquer le rôle des hormones. Savoir énumérer les fonctions végétatives contrôlées par l'hypothalamus et expliquer son intervention dans le mouvement de l'eau du corps. Savoir les noms des deux formations des ganglions de la base et définir leurs fonctions respectives. Savoir nommer les formations cérébrales affectant la vigilance et le sommeil. Savoir expliquer le mode d'action différent des ganglions de la base et du cervelet.

2.1.

Sur le dessin impressionnant (à cause de la mâchoire !) de la page 24, vous voyez de profil ce que vous avez vu de dos dans la figure de la page 8 : le **système nerveux central**. Et vous voyez qu'il est bien protégé dans une boîte osseuse ronde et un étui osseux long, marqués en brun opaque dans le dessin. Cette protection osseuse s'appelle le squelette axial, parce qu'il est dans l'axe du corps. Le **squelette axial** se compose en haut du crâne (la boîte ronde), prolongé par la colonne vertébrale (l'étui). Le système nerveux qu'il contient se compose de la même façon du **cerveau** ou encéphale, logé dans le crâne, et de la **moelle** ou moelle épinière logée dans la colonne vertébrale. Nous avons déjà vu dans 1.5. que la moelle ne s'étend pas jusqu'au bas de la colonne, mais seulement jusqu'à la 2$^e$ (numéroté depuis le haut) des 5 vertèbres lombaires. Son point de départ en haut est à la hauteur de la 1re vertèbre cervicale (= du cou), qu'on appelle l'atlas. On voit sur le dessin que la moelle est située dans une enveloppe, la canal vertébral. Cerveau et moelle constituent donc le système nerveux central ou névraxe. Quel est le rôle de la moelle ? Elle contient les centres nerveux moteurs et sensitifs (de la sensibilité consciente et de la motricité volontaire du système nerveux somatique, voir 1.4.) du cou, du membre supérieur, du thorax, de l'abdomen, du membre inférieur. Et puis, nous l'avons vu dans 1.6., elle contient les centres nerveux du système neurovégétatif. C'est donc par la moelle que se fait la transmission des sensations, des ordres moteurs d'une part, depuis le système nerveux périphérique (voir 1.6.) au cerveau et vice-versa, dans la vie de relation 1.4.). Et c'est aussi par la moelle que se fait la transmission au cerveau des informations venant des organes et la transmission des commandes venues du cerveau pour modifier le fonctionnement de ces organes, dans la vie végétative, organique (voir 1.3.). La moelle est donc un simple organe conducteur de signaux — dans le système nerveux, on parle d'**influx nerveux**, à la place de signaux. Toute une neurophysiologie mécaniste, matérialiste a voulu voir aussi dans la moelle le siège de réactions typées, automatiques, les **réflexes**. D'après cette conception, c'est la moelle qui agirait en cavalier seul dans maintes réactions surtout neurovégétatives. Même s'il y a une large part d'automatismes dans le fonctionnement de l'organisme, ces automatismes ne sont pas aveugles, mais toujours sous le contrôle du cerveau, comme nous l'avons vu dans 1.6. Même lorsque la moelle est en grande partie détruite, le cerveau prend le relais et assure la régulation neurovégétative indispensable pour que la vie continue avec, évidemment, une paralysie et une perte de sensibilité du tronc. La moelle épinière n'est donc que l'instrument, efficace, mais pas autonome, pas indépendant, du cerveau. Et c'est ce cerveau que nous allons voir de près dans la suite de cette leçon. Nous espérons que vous aurez bien suivi jusqu'ici. Si quelque chose vous paraît difficile, reprenez le texte. Pour bien comprendre, il faut lire plusieurs fois, avec concentration. Et vous vous apercevez déjà que les notions apprises dans la leçon 1 sont indispensables pour pouvoir profiter de la leçon n° 2.

**Vous devez à présent être en mesure de répondre aux 3 questions suivantes :**

2.1.1. Quelle sont les parties du système nerveux central, et comment sont-elles protégées ?

2.1.2. Est-ce que la moelle épinière a un rôle seulement conducteur ou aussi réflexe autonome ?

2.1.3. Expliquez le genre de transmissions qui se font par la moelle vers et depuis le cerveau.

2.1.4. Comment appelle-t-on les signaux que transmet le système nerveux ?

Si vous voulez contrôler la justesse de vos réponses, reportez-vous aux réponses correctes qui figurent en fin de volume.

Ne continuez pas avant de savoir répondre sans hésitation à ces 4 questions, et sans consulter le texte 2.1.

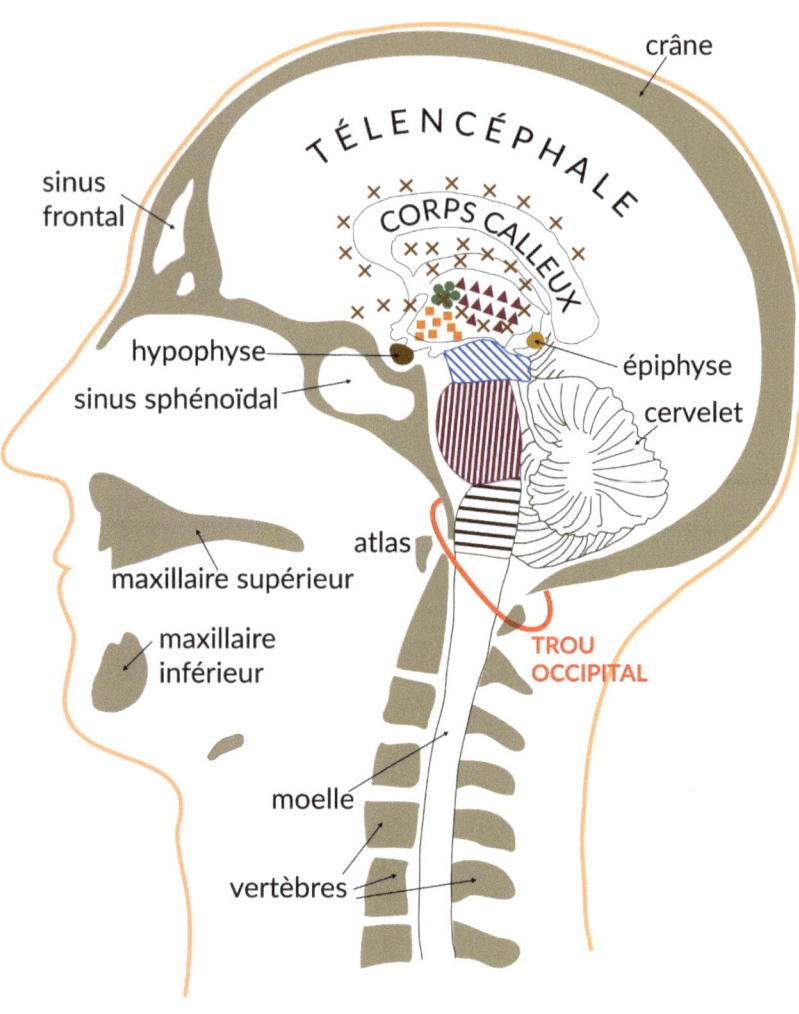

Figure 5 : Le cerveau ou encéphale

Leçon 2 : La moelle, le tronc cérébral et le diencéphale

2.2.

Regardez le dessin de la page 30. Les formations osseuses y sont en brun, et vous reconnaissez le crâne et la colonne vertébrale, donc le squelette axial. À la base du crâne, il y a une large ouverture que nous avons encerclée d'un anneau rouge (purement imaginaire, bien entendu) pour bien marquer le trou occipital. C'est là que la moelle pénètre dans le crâne, et c'est là qu'elle change de nature et se transforme en **tronc cérébral**. Donc, le cerveau, ce n'est pas seulement la structure cérébrale arrondie logée dans la boîte crânienne, mais aussi le haut de la tige médullaire (= tige de la moelle), appelé tronc cérébral. Les 3 étages du tronc cérébral sont hachurés de diverses manières. À droite du tronc cérébral, vous voyez le **cervelet**. Tronc cérébral et cervelet forment le **cerveau primitif**. Traditionnellement, on a considéré ce cerveau comme vraiment primaire, par rapport à l'organe cérébral (= du cerveau) « noble » que serait la couche de surface sous la boîte crânienne, l'écorce cérébrale ou cortex. Tout ce qui n'est pas cortex est donc appelé avec un certain dédain « sous-cortical ». Ceci pas seulement à cause de la situation anatomique réelle au-dessous du cortex. Et on décrit volontiers une succession d'étages sous-corticaux depuis le haut de la moelle jusqu'au cortex, avec des centres nerveux toujours plus spécialisés à mesure qu'on monte d'un étage. Il n'en est rien. Les recherches sur le sommeil et le rêve depuis les années 1950 ont attiré l'attention sur un enchevêtrement de cellules nerveuses ou neurones et de fibres nerveuses (c'est-à-dire de prolongements des neurones), qui forme comme un filet, en latin reticulum, d'où son nom de **formation réticulée ou réticulaire**. La formation réticulée occupe le centre des 3 étages du tronc cérébral, donc du cerveau primitif. Et cette formation réticulée s'est révélée être non seulement le centre régulateur de la **veille et du sommeil**, mais aussi le centre de contrôle de la **transmission des messages sensoriels** (des messages des sens), qui décide quels messages deviendront conscients dans le cortex et lesquels resteront inconscients. Toute une génération de neuropsychophysiologistes travaille ardemment sur les problèmes que pose ce cerveau n° 1 à la base de l'encéphale, ainsi O.D. Creutzfeldt de l'Institut Max-Planch de chimie biophysique, département de neurobiologie, à Göttingen (Physiological conditions of consciousness, dans 11th World Congress of Neurology, Amsterdam, Excerpta Medica 1977; et Neurophysiological mechanisms and consciousness, dans Brain and Mind, Ciba Foudation Symposium, Amsterdam, Excerpta Medica 1979). C'est à travers la formation réticulée qu'intervient la **Syntérèse**, et le cortex, siège de la conscience, est sous le contrôle de la Syntérèse. La tant vantée liberté humaine est en dernière analyse une **illusion corticale** (= du cortex), une illusion de la conscience. Donc, dès le troc cérébral, nous abordons des structures essentielles du cerveau.

**Vous devez à présent être en mesure de répondre aux 3 questions suivantes :**

2.2.1. Qu'est-ce que le tronc cérébral ?

2.2.2. Est-ce que c'est le cortex qui commande le cerveau ?

2.2.3. Quel est le double rôle de la formation réticulée ?

Si vous voulez contrôler la justesse de vos réponses, reportez-vous aux réponses correctes qui figurent en fin de volume.

Ne continuez pas avant de savoir répondre sans hésitation à ces 3 questions, et sans consulter le texte 2.2.

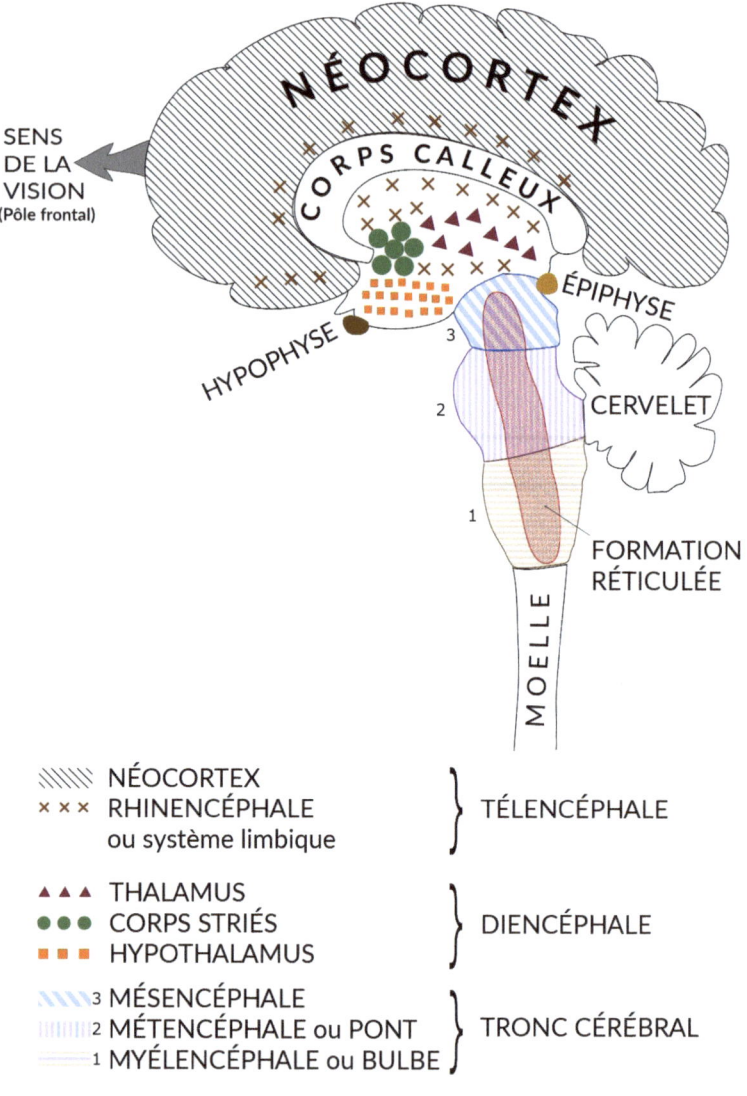

Figure 6 : Les formations de l'encéphale

Leçon 2 : La moelle, le tronc cérébral et le diencéphale

2.3.

Sortons à présent l'encéphale de la boîte crânienne protectrice et nous obtenons, schématisée, la figure de la page 34. La formation réticulée y apparaît sur toute l'étendue du tronc cérébral, donc du cerveau primitif composé de 3 étages. Vous remarquerez que, puisque cerveau se dit encéphale, les étages successifs ont tous des noms savants se terminant en -encéphale. Seuls « mésencéphale » — la formation supérieure (n° 3) du tronc cérébral — et « diencéphale » — l'ensemble thalamus-hypothalamus — sont utilisés couramment. Partons de la moelle, commençons donc par en bas : la première structure cérébrale que nous rencontrons est l'étage n° 1 du troc cérébral, le **bulbe** ou bulbe rachidien (rachis veut dire la colonne vertébrale, et ce renflement ou bulbe se trouve au haut de la colonne), ou encore myelencéphale, ou medulla oblongata, c'est-à-dire moelle allongée — vous voyez, ce ne sont pas les noms qui maquent. Si nous les indiquons, c'est pour que vous vous y retrouviez en lisant un ouvrage relatif au cerveau. C'est ainsi que je pêche ce titre de chapitre dans un ouvrage de neurophysiologie : « Influence des mutilations de névraxe sur l'équilibration ». Il faut alors savoir que névraxe, c'est l'autre appellation du système nerveux central (voir 2.1.). C'est dans le bulbe que commence la formation réticulée (voir 2.2.). Quelles autres fonctions a le bulbe ? Il assure le contrôle des rythmes fondamentaux de la vie organique : le **rythme cardiaque** et le rythme **respiratoire**, et il contrôle aussi la toux. Quand vous toussez, c'est votre moelle allongée qui est en jeu — de quoi faire frémir et couper la toux !» C'est donc dans le bulbe que se situe le centre cardiovasculaire, c'est-à-dire celui qui contrôle à la fois le cœur (cardio-) et les vaisseaux (-vasculaire). Pour simplifier, on ne parle pas de centre cardiovasculaire et de centre pulmonaire bulbaire, mais simplement d'un centre **cardio-pulmonaire bulbaire**, qui contrôle cœur et poumons, donc rythme cardiaque et rythme respiratoire. Maintenant, vous savez tout sur le bulbe !

**Vous devez à présent être en mesure de répondre aux 3 questions suivantes :**

2.3.1.   Où se situe le bulbe ?

2.3.2.   Pourquoi parle-t-on d'un centre cardiovasulaire bulbaire ?

2.3.3.   Quelle autre fonction est contrôlée par le bulbe ?

Si vous voulez contrôler la justesse de vos réponses, reportez vous aux réponses correctes qui se trouvent ici.

Ne continuez pas avant de savoir répondre sans hésitation à ces 3 questions, et sans consulter le texte 2.3.


« Sens de la vision »

Chaque fois qu'un hémisphère cérébral est représenté, par exemple à la page 34, à la page 43, etc., il est utile de savoir si c'est une hémisphère gauche qui est représenté — dans ce cas, la tête est tournée vers la gauche, l'œil aussi (c'est le cas de la page 34) ; ou s'il s'agit de l'hémisphère droit — dans ce cas, la tête est tournée vers la droite, l'œil aussi ( c'est le cas de la page 43). Pour repérer la position de la tête, les dessins portent une flèche indiquant « sens de la vision ». Pour simplifier, vous pouvez vous imaginer que la flèche représente le **nez** ; vous savez alors dans quel sens la tête représentée en coupe regarde. Scientifiquement, on parle du « pole frontal » du cerveau.

2.4.

Reportez-vous schéma de la page 34. Vous y voyez que la formation réticulée, dont nous verrons le rôle capital dans notre vie nerveuse et psychique dans le volume 2 du cours, s'étend à travers les étages 2 et 3 du troc cérébral. Ces derniers ont moins d'importance que le bulbe, mais chacun d'eux assure tout de même nombre de fonctions de coordination dans des domaines importants — l'étage n° 2 dans la résistance à la pesanteur, l'étage n° 3 dans la motricité oculaire, c'est-à-dire dans les mouvements des yeux. Retenez les noms de ces deux étages : n° 2 = le **pont** ou métencéphale ou encore protubérance annulaire; le n° 3 = le **mésencéphale** ou cerveau moyen ou isthme du cerveau. C'est le mésencéphale qui assure la liaison avec ce que, communément, on appelle le cerveau (quand on ignore qu'il commence déjà au tronc cérébral), c'est-à-dire avec les deux gros hémisphères cérébraux dont la couche de surface est le cortex. Bien entendu, des **nerfs** prennent naissance dans le tronc cérébral (les nerfs crâniens), et il sert de passage obligé aux **voies sensitives et motrices** (voir 1.4., sensibilité consciente et motricité volontaire) et aux **voies de régulation neurovégétative** (voir 1.6.) Qui relient la moelle aux centres cérébraux situés au-dessus du tronc et qui s'appellent, d'après la figure 6 : diencéphale, puis rhinencéphale, puis télencéphale. Courage, on viendra à bout de tous ces encéphales, sans encéphalite (maladie du cerveau) !

**Vous devez à présent être en mesure de répondre aux 3 questions suivantes :**

2.4.1. Comment s'appellent les deux étages supérieurs du troc cérébral ?

2.4.2. Par quelle formation cérébrale (= du cerveau) passe-t-on du tronc cérébral aux hémisphères cérébraux ?

2.4.3. Quelles voies traversent le tronc cérébral ?

Si vous voulez contrôler la justesse de vos réponses, reportez-vous aux réponses correctes qui figurent en fin de volume.

Ne continuez pas avant de savoir répondre sans hésitation à ces 3 questions, et sans consulter le texte 2.4.

2.5.

Et le **cervelet**, direz-vous ? Il a oublié le cervelet !» Et surtout, la figure de la page 34 est étrange. On croyait, d'après la figure de la page 30, que le cervelet faisait partie du haut du cerveau, donc des hémisphères, et voilà qu'il apparaît appendu au troc cérébral ! Mais c'est en effet sa situation, accrochée au dos du troc cérébral. Cervelet veut dire "petit cerveau", et c'est ce qu'il semble être de plus en plus, alors que jusqu'ici, il était considéré comme un simple **coordinateur des mouvements** qui assure l'équilibre du corps et le maintien des postures; c'est ainsi que si je me mets sur la tête, c'est le cervelet qui me permet de rester dans cette position sans culbuter aussitôt. Le cervelet est un **mini-ordinateur de notre motricité**. Il garde en mémoire tous les mouvements appris et nous permet d'écrire, de jouer au tennis, de danser, de parler, de nager de façon consommée. Mais il sait faire autre chose. Jetons un coup d'œil au **nombre de neurones**, donc de cellules nerveuse, que contient le grand cerveau et le petit : le grand, le cortex qui recouvre les hémispères cérébraux, renferme un nombre total de neurones estimé à 16,4 milliards par H. Haug en 1959, à 10 milliards par Sir John c. Eccles en 1979, à **12-14 milliards** par Georges Morin en 1979. Le petit cerveau, le **cervelet**, renferme un nombre total de neurones estimé à 10-100 milliards par V. Braitenberg et R.P. Atwood en 1958, à **30 milliards** par Sir John c. Eccles en 1973. On voit donc rien que par le nombre d'unités nerveuses (sans parler des connexions, des liaisons multiples entre ces unités) que le cervelet est **trois fois** plus puissant, à trois fois plus de capacité que le cortex, c'est-à-dire l'écorce cérébrale siège de la conscience. Qu'elle est loin, du moins pour les chercheurs dans le vent du progrès, l'époque où le cortex et ses fonctions conscientes étaient considérés comme le maître à bord de l'organisme !» Le cervelet nous réserve donc encore bien des surprises. Valentin Braitenberg a du moins déjà montré (Gehirngespinste, Neuroanatomie für kybernetisch Interessierte, Berlin, Springer 1973) que le cervelet est le **chronomètre de l'organisme**, qui affiche le temps avec une précision d'un 1/10 de milliseconde (0,0001 s). Et c'est bien en liaison avec le tronc cérébral et donc la formation réticulée (et la Syntérèse qui agit à travers la formation réticulée) que la vie de l'organisme est insérée dans un **cadre spatia**l – régulation centrale des mouvements par le cervelet – et dans un **cadre temporel** (régulation centrale par le cervelet). Nous en reparlerons quand nous aborderons l'étude de la chronobiologie au volume 8 du présent cours. Signalons encore que grand et petit cerveau sont aussi semblables par leur structure : chacun a un **cortex** (une écorce) de substance grise, chacun se compose de **deux parties symétriques** appelées hémisphères dans le cas du grand et lobes dans le cas du petit cerveau. Mais le cervelet, de la taille d'un poing, est huit fois plus petit que les hémisphères cérébraux. Comme nous avons parlé dimensions, nombre de neurones, il est utile de mentionner le seul ouvrage quantitatif qui existe sur le cerveau et où l'on trouve toutes les indications de mesure relatives à toutes ce structures. Écrit par deux Soviétiques, Samuil M. Blinkov et Il'ya I. Glezer, il a été traduit sous le titre de The human brain in figures an tables a quantitative handbook, New York, Basic Books 1968.

**Vous devez à présent être en mesure de répondre aux 3 questions suivantes :**

2.5.1. Où est situé le cervelet ?

2.5.2. En quoi le cervelet ressemble-t-il à un ordinateur ?

2.5.3. Par quoi se traduit la supériorité du cervelet sur les hémisphères cérébraux et leur cortex ?

2.5.4. Qu'est-ce que le cervelet a à faire avec l'espace et le temps où se meut l'organisme ?

Si vous voulez contrôler la justesse de vos réponses, reportez-vous aux réponses correctes qui figurent en fin de volume

Ne continuez pas avant de savoir répondre sans hésitation à ces 4 questions, et sans consulter le texte 2.5.

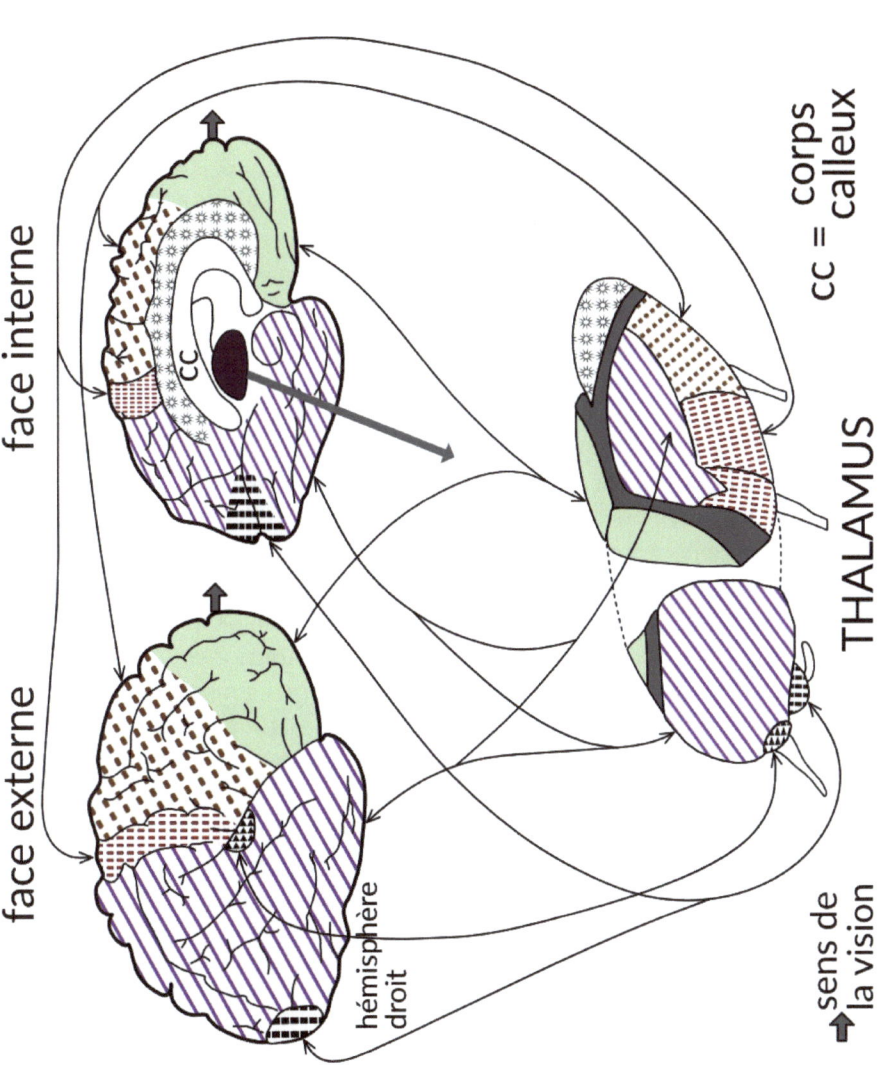

Figure 7 : Les liaisons thalamo-corticales

2.6.

En voyant le dessin de la page précédente (figure 7), vous risquez d'être effrayé(e). Rassurez-vous, c'est juste une démonstration de l'interdépendance étroite du **thalamus** et de l'écorce cérébrale ou cortex qui recouvre les deux hémisphères cérébraux. Tout d'abord, le thalamus est cet ovale en brun opaque au centre du dessin en haut à droite. La flèche double indique qu'il est extrait de là-haut et agrandi dans le dessin du bas, où il ressemble à une coccinelle, à une grosse et brave bête à bon Dieu, que nous avons coupée en deux pour montrer le différents noyaux qui la composent et qui correspondent chacun à une zone déterminée (techniquement, on dit : à une aire spécifique) du cortex. C'est ce qu'indiquent les diverses flèches. Cela signifie que tous les messages arrivant au cortex — sauf ceux de l'olfaction, donc de l'odorat qui parviennent directement au cortex — doivent nécessairement transiter par le thalamus, et que le thalamus est l'organe qui contrôle les informations qui proviennent du corps, avant de les passer au cortex, où elles deviennent conscientes. C'est un véritable **filtre** des messages sensoriels sur leur chemin vers l'écorce cérébrale. En bon français, cela revient à dire que l'écorce ne reçoit comme messages qu'elle peut rendre conscients que ce que le thalamus veut bien lui passer. Donc, le thalamus n'est pas plus que le cervelet (voir 2.5.) le brave facteur passif qui va porter les messages, il les distribue s'il en a envie. Et puis, le thalamus sert aussi à la transmission des messages non sensoriels (ne provenant pas des organes des sens) du cervelet, de l'hypothalamus (voir 2.7.), de la formation réticulée du tronc cérébral (voir 2.2), qui vont tous au cortex et conditionnent le fonctionnement de celui-ci.

Il y a plus encore; à cause de cette liaison étroite entre les noyaux (c'est-à-dire des groupes de neurones ou cellules nerveuses) du thalamus et le cortex, on comprend pourquoi on a constaté que les **ondes de l'électroencéphalogramme** enregistrées sur le scalp, donc sur la peau du crâne, sont la conséquence directe de phénomènes rythmiques qui se déroulent spontanément dans le thalamus. Les ondes alpha, les ondes bêta que nous verrons encore dans le volume 2 du cours naissent donc dans le thalamus, qui est ainsi lié étroitement au système du sommeil et de l'éveil avec la formation réticulée (voir le volume 5 du cours). Vous voyez que toutes ces structures de base, enchevêtrées à la base du « cerveau » (des hémisphères cérébraux), sont essentielles pour la vie de l'organisme, qu'elle soit consciente ou inconscient, c'est-à-dire corticale ou non. Tout cela est certes fascinant, mais il faudra attendre d'avoir bien étudié les deux volumes du « Cerveau et son fonctionnement » pour bien comprendre. Courage ! Avec le thalamus, nous avons abordé la première structure du **diencéphale** ou cerveau intermédiaire — voir la figure 6 (page 34). Il ne faut pas imaginer la **base du cerveau** comme une succession de formations nerveuses bien distinctes. C'est une masse de **substance blanche** (dans le cerveau vivant : blanchâtre à jaunâtre, après fixation du du cerveau mort dans la formaline : blanche) dans laquelle se trouvent divers noyaux de **substance grise** (dans le cerveau vivant : rougeâtre, après fixation du cerveau mort dans la formaline : grise). La substance blanche est tout simplement graisseuse, des gaines de graisse appelée myéline entourant les fibres nerveuses. Ces noyaux gris constituent le diencéphale.

**Vous devez à présent être en mesure de répondre aux 3 questions suivantes :**

2.6.1. Quelles sont les relations entre le thalamus et le cortex (l'écorce cérébrale) ?

2.6.2. Le thalamus est-il un simple distributeur passif des messages sensoriels qui le traversent ?

2.6.3. Où se situe l'origine des ondes de l'électroencéphalogramme que l'on enregistre à la surface du crâne ?

2.6.4. Est-ce que les termes « substance blanche » et substance grise » sont appropriés, et quelle est la différence ?

Si vous voulez contrôler la justesse de vos réponses, reportez-vous aux réponses correctes qui figurent en fin de volume.

Ne continuez pas avant de savoir répondre sans hésitation à ces 4 questions, et sans consulter le texte 2.6.

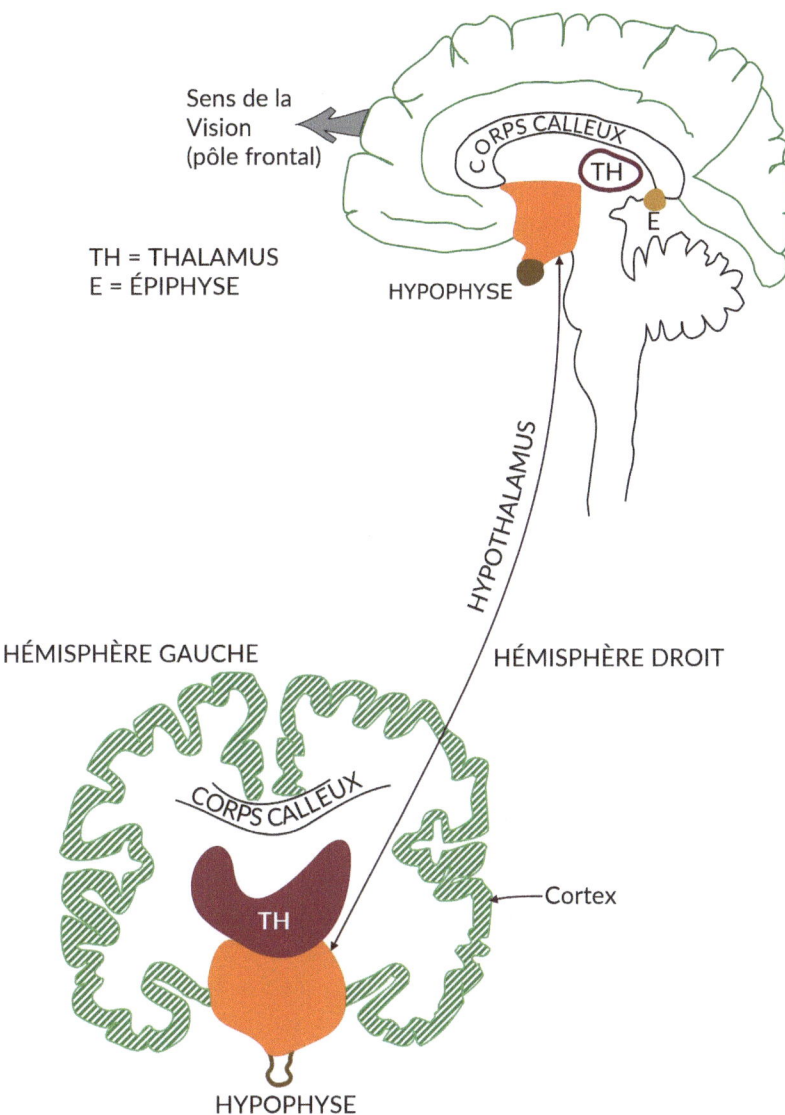

Figure 8 : L'hypothalamus par rapport au thalamus au sein du diencéphale

2.7.

On commence à le connaître, l'encéphale en coupe (voir les figures 5 et 6) ! Sur les dessins de la page 47 (figure 8), il apparaît pour la première fois (en bas) en coupe verticale, de haut en bas, de sorte que l'hypophyse accrochée à **l'hypothalamus** est toujours en bas, comme dans le dessin déjà traditionnel du haut. Cela nous permet pour la première fois de représenter **l'écorce cérébrale** (le cortex) non pas en surface, mais en coupe — et encore l'épaisseur est-elle un artifice du dessin. Le cortex n'a en effet que 3 mm (trois millimètres) d'épaisseur !» Comme le dit son nom, l'hypothalamus se situe sous (en grec « hypo ») le thalamus. Vous remarquerez que cela fait trois dessins que nous traînons avec nous deux **glandes endocrines**, c'est-à-dire des glandes à sécrétion interne qui déversent leurs produits, les hormones, dans le sang : **l'épiphyse** ou glande pinéale, et **l'hypophyse** ou glande pituitaire, nom ancien qu'elle a gardé en anglais. (Vous serez, soit dit entre parenthèses, surpris quand le moment sera venu de faire connaissance avec le vocabulaire neuroscientifique anglais, qui est bien différent du français.) Or, **l'épiphyse** (dont le philosophe René Descartes faisait le siège de l'âme) est située au-dessus et en arrière du **thalamus**, et **l'hypophyse** est appendue à cette formation en entonnoir toute au bas du diencéphale qu'est **l'hypothalamus**. Ces deux glandes sont ainsi raccordées au diencéphale. Nous verrons ce que cela signifie pour l'hypophyse. Quant à **l'épiphyse** (le fameux « troisième œil » de Lobsang Rampa), très petite glande pesant un sixième de gramme et ressemblant à une pomme de pin (d'où le nom de glande pinéale), elle est de même origine, dans le développement de l'organisme à partir de la cellule mère (voir 1.3.), que le système nerveux, donc une formation qu'on peut appeler neuro-endocrine. L'épiphyse est encore bien mystérieuse, mais le mystère s'éclaircit graduellement dans les laboratoires de David C. Klein à Bethesda (Maryland, USA) et de Robert Y Moore à Chicago (voir les contributions de ces deux chercheurs au volume collectif The Neurosciences, third study program, MIT Press, Camgridge/Mass. 2 1979). On sait déjà que l'épiphyse est branchée à la fois sur l'œil et sur l'**hypo**thalamus, qu'elle participe ainsi à la rythmicité fondamentale de la vie de l'organisme qui se déroule sur des rythmes types, surtout circadiens (sur environ 24 heures). Et via l'hypothalamus, elle est en relation avec tout le système hormonal, surtout avec l'hypophyse, la thyroïde, les surrénales et les gonades ou glandes génitales, ovaires et testicules.

**Vous devez à présent être en mesure de répondre aux 3 questions suivantes :**

2.7.1. Nommez les deux glandes endocrines accolées au diencéphale et expliquez ce qu'est une glande endocrine.

2.7.2. Sur quel rythme type se déroule la rythmicité de la vie de l'organisme ?

2.7.3. Quel est le double rôle de l'épiphyse constaté à ce jour ?

Si vous voulez contrôler la justesse de vos réponses, reportez-vous aux réponses correctes qui figurent en fin de volume.

Ne continuez pas avant de savoir répondre sans hésitation à ces 3 questions, et sans consulter le texte 2.7.

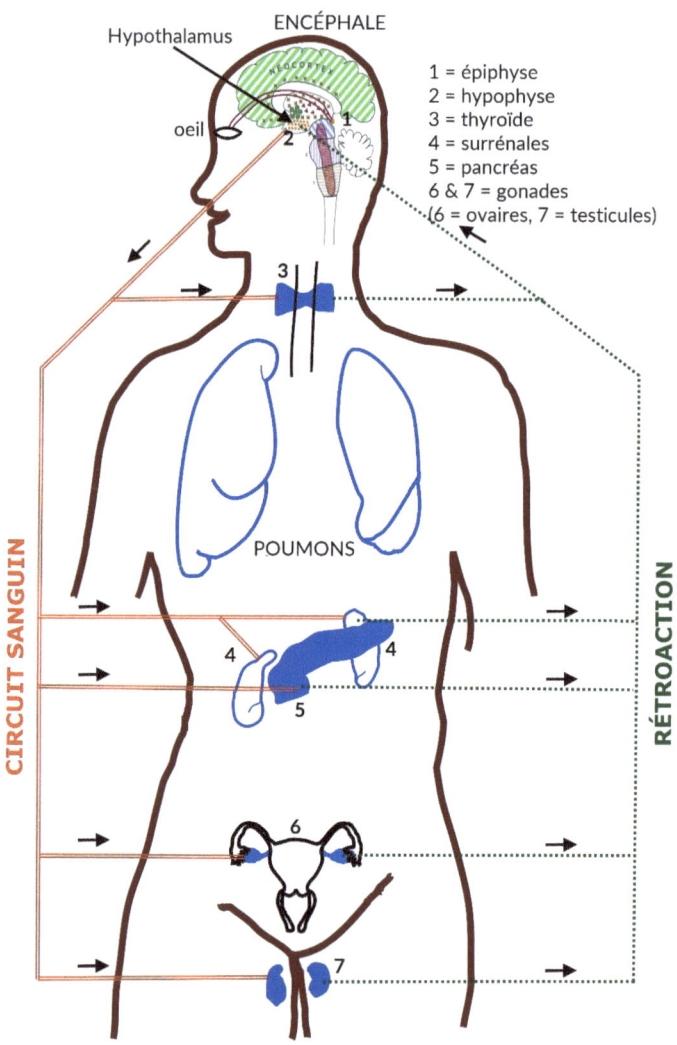

Figure 9 : Le système endocrinien et son centre de commande neuro-endocrinien

2.8.

Avec **l'hypothalamus**, deuxième groupe de noyaux gris du diencéphale, c'est-à-dire de la base du cerveau (des hémisphères cérébraux) après le thalamus, nous pénétrons dans le domaine fascinant de la **neuro-endocrinologie**. La neuro-endocrinologie est l'étude des neuro-hormones, c'est-à-dire des hormones sécrétées par l'hypothalamus pour contrôler le fonctionnement du système hormonal. On croyait autrefois que le système hormonal ou endocrinien était indépendant du système nerveux ou même qu'il gouvernait notre organisme. C'est le contraire qui est vrai. Toute la vie de l'organisme, y compris la sécrétion et la circulation des hormones dans le sang, est soumise au système nerveux. On appelait jusqu'ici **l'hypophyse**, la glande endocrine accrochée à l'hypothalamus (voir les figures 6 et 8), le « cerveau hormonal ». En effet, l'hypophyse régit toutes les autres **glandes endocrines**, c'est-à-dire à sécrétion interne, ou du moins la plupart d'entre elles : thyroïde, surrénales, pancréas, glandes génitales ou gonades = ovaires et testicules, comme on le voit sur figure 9 ci-contre. On sait maintenant que le cerveau hormonal ou endocrinien est situé un étage plus haut, dans l'hypothalamus. Et les hormones ne sont que des intermédiaires chimiques entre les centres nerveux et les effecteurs, c'est-à-dire les organes, mais des intermédiaires qui empruntent le **circuit sanguin**, la voie de transport du sang. Sur la figure 9, nous avons inscrit la relation entre œil, épiphyse et hypothalamus discutée dans 2.6., ainsi que la liaison hypothalamus – hypophyse – autres glandes endocrines, et aussi la boucle de rétroaction ou rétrocontrôle (contrôle en retour) ou feedback par laquelle les variations du taux d'hormones dans le sang sont signalées à l'hypothalamus pour qu'il freine ou augmente la production hormonale de l'hypophyse, laquelle, à son tour, stimule la sécrétion des autres glandes endocrines. Ne vous choquez pas si vous voyez sur un même corps des ovaires et des testicules. Ce n'est qu'une commodité de représentation. Mais après tout, nous ne sommes pas tellement loin dans le temps de l'antique civilisation égyptienne, dont la plupart des dieux sont bisexués ou hermaphrodites. Première fonction de l'hypothalamus donc, le **contrôle du système hormonal**. Mais à quoi servent les hormones ? Nous avons dit qu'ils sont les intermédiaires, en somme les messagers, chimiques du système nerveux pour régler le fonctionnement de quantité d'organes et même du métabolisme, c'est-à-dire de la transformation dans notre corps des substances que nous absorbons. Le système hormonal est surtout le système de défense de l'organisme contre le **stress** (tension extrême compromettant l'équilibre vital), que nous étudierons dans le volume 7 du présent cours.

Vous devez à présent être en mesure de répondre aux 3 questions suivantes :

2.8.1. Quels sont les deux principaux groupes de noyaux gris du diencéphale ?

2.8.2. Qu'est-ce que la neuroendocrinologie ?

2.8.3. Quelles sont les relations entre l'hypophyse et l'hypothalamus ?

2.8.4. Quel est le rôle des hormones dans le contrôle des activités de l'organisme ?

Si vous voulez contrôler la justesse de vos réponses, reportez-vous aux réponses correctes qui figurent en fin de volume.

Ne continuez pas avant de savoir répondre sans hésitation à ces 4 questions, et sans consulter le texte 2.8.

2.9.

Reportons-nous à la figure 3. Au haut du dessin représentant le système orthosympathique, on trouve l'indication « centres régulateurs dans l'hypothalamus ». Nous abordons ainsi la 2e grande fonction de **l'hypothalamus**, celle de « cerveau végétatif », c'est-à-dire de centre **régulateur de la vie organique ou végétative** de notre corps (voir 1.3.) : thermorégulation (régulation de la **température**). Comportement **alimentaire** (faim et soif), comportement **sexuel** (l'organe sexuel n° 1 n'étant pas situé dans le bas-ventre, mais dans le cerveau !), affectivité et **émotions**, plaisir et déplaisir dans la satisfaction des besoins, tout cela dépend de cette pièce maîtresse du **système neurovégétatif**, ortho- et parasympathique. Qui dit thermorégulation ou régulation thermique parle en même temps de la **fièvre**, qui est une élévation anormale, pathologique de la température centrale du corps. La vie végétative inclut divers métabolismes (voir 2.8.) et aussi la régulation du mouvement de l'**eau** dans l'organisme. À cet égard, une neurohormone sécrétée par l'hypothalamus, l'hormone antidiurétique, intervient dans la rétention de l'eau. Mais l'hypothalamus fait aussi bloc avec la formation réticulée (voir 2.2.) dans la régulation du sommeil, que nous verrons dans le volume 2 de ce cours. Bref, l'hypothalamus est un centre nerveux des plus importants.

**Vous devez à présent être en mesure de répondre aux 3 questions suivantes :**

2.9.1. Quelle est la 2ᵉ grande fonction de l'hypothalamus ?

2.9.2. Quelles sont les fonctions végétatives spécifiques (particulières) que gouverne l'hypothalamus ?

2.9.3. Comment l'hypothalamus intervient-il dans la régulation du mouvement de l'eau ?

Si vous voulez contrôler la justesse de vos réponses, reportez-vous aux réponses correctes qui figurent en fin de volume.

Ne continuez pas avant de savoir répondre sans hésitation à ces 3 questions, et sans consulter le texte 2.9.

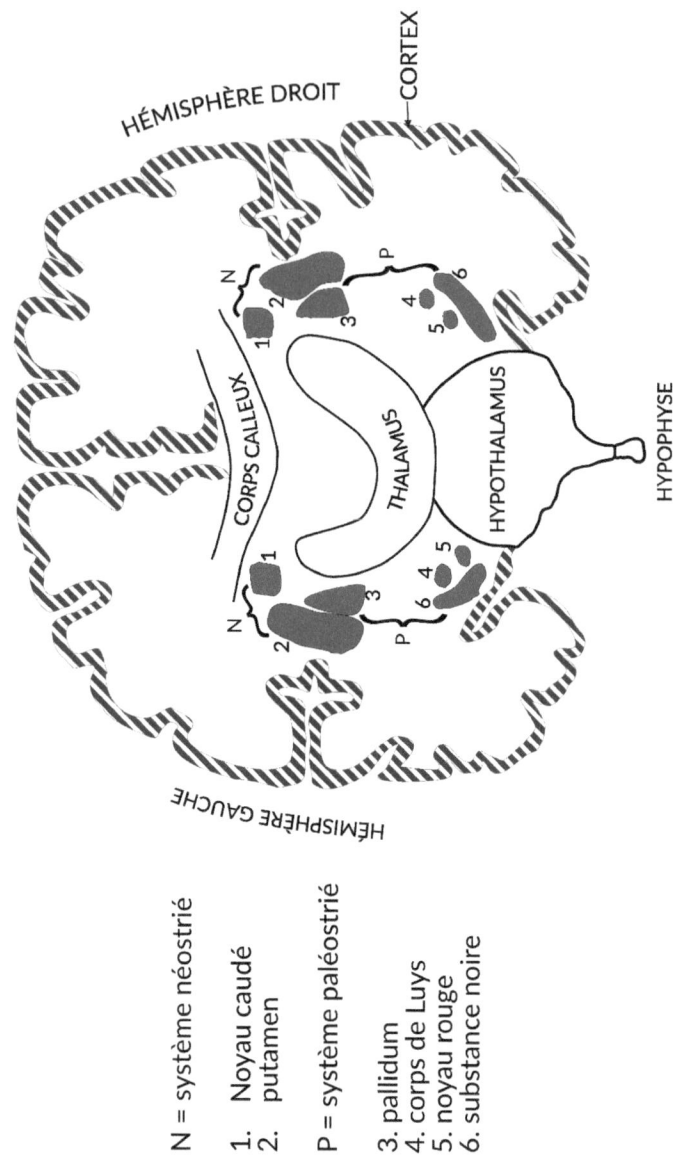

Figure 10 : Les corps striés ou ganglions de la base

2.10.

Retournons à la figure 6 (page 34). Nous y voyons que le diencéphale, c'est-à-dire la base du cerveau faite de substance blanche entourant des noyaux gris (voir 2.6.), comprend non pas deux, mais trois formations; pas seulement le thalamus et l'hypothalamus, mais encore les **corps striés**. Vous vous rappelez que nous avons vu pour la première fois (dans 2.7.) le cerveau en coupe verticale, dans la figure 8 (page 47). Dans la figure 10 ci-contre, nous avons simplement agrandi deux fois le dessin de la page 47 (figure 8), pour pouvoir y ajouter — en gris — les corps striés ou **ganglions de la base**, appellation anglaise qui prévaut de plus en plus. Il y a quelque temps, on ne se serait même pas soucié d'en parler. Mais depuis que le tronc cérébral, à cause de la formation réticulée, et les noyaux gris du diencéphale, à cause des neurohormones de l'hypothalamus, ont attiré l'attention sur ces formations cérébrales essentielles, les corps striés ont été étudiés de près. La partie basse de ces noyaux, le **système paléostrié** ou le paléostriatum (suivez sur la figure 10), appartient au diencéphale; la partie haute, le **système néostrié** ou le néostriatum fait déjà partie du télencéphale comme les hémisphères cérébraux, mais il est habituel de grouper tous ces corps ensemble, surtout que putamen néostrié (télencéphalique) et pallidum paléostrié (diencéphalique) sont accolés. Ouf, n'en jetez plus, de ces mots savants ! Il suffit de savoir que le 3ᵉ groupe des noyaux gris de la base du cerveau se compose de deux formations différentes, qui ont aussi deux rôles différents; le système néostrié, donc les noyaux 1 et 2 de la figure 10, règle les **automatismes moteurs**, c'est-à-dire les mouvements automatiques. Le système paléostrié, donc les noyaux 3 à 6 de la figure 10, intervient pour **éviter les mouvements indésirables et anormaux,** par exemple le tremblement de la maladie de Parkinson, qui s'installe précisément quand il y a une atteinte (une lésion) du paléostriatum. Mais les corps striés ont aussi un rôle important dans la **vigilance** (l'état de veille) et le **sommeil,** en liaison avec le thalamus (voir 2.6.) et bien entendu le centre du sommeil et de la veille qu'est la formation réticulée (voir 2.2.). Nous étudierons le sommeil en relation avec le rêve dans le volume 2 de ce cours. H. H. Kornhuber, de l'Université allemande d'Ulm, vient de démontrer (The Neurosciences, third study program, MIT Press, Cambridge/Mass., USA, 2 1979) la différence entre la régulation des mouvements par le cervelet (voir 2.5.) et par les corps striés. Les **mouvements rapides** que nous faisons par exemple pour saisir un ballon au vol sont préprogrammés par le cervelet-ordinateur (voir 2.5.); si la conscience corticale devait intervenir pour étudier la trajectoire balistique du ballon, elle n'en aurait pas le temps que le ballon aurait déjà passé. Par contre, les **mouvements lents et coulés** que nous faisons, par exemple pour composer de savants ronds de fumée, sont sous le contrôle des ganglions de la base. Vous allez vous dire, ai-je besoin de savoir tout cela ? Rien de ce que nous savons aujourd'hui sur le cerveau ne devrait vous être caché, pour vous permettre de mieux comprendre l'ensemble fabuleux de ses fonctions. Et toutes les informations fragmentaires que vous assimilez progressivement dans ce cours vont se mettre en place dans votre propre cerveau de manière à stimuler l'accès à la Syntérèse, au centre informatique total de notre personnalité où gisent toutes les connaissances sur nous-mêmes, que la science découvre l'une après l'autre. Le vrai Livre est en nous ; encore faut-il apprendre à élargir sa conscience pour y accéder. La compréhension minimale du fonctionnement du cerveau est un tel moyen d'élargissement de la conscience.

**Vous devez à présent être en mesure de répondre aux 3 questions suivantes :**

2.10.1. Quels sont les noms des trois groupes de noyaux gris à la base du cerveau, dans le diencéphale ?

2.10.2. Quelles sont les fonctions respectives du néo- et du paléostriatum ?

2.10.3. Quelles formations cérébrales avons-vu jouer jusqu'ici un rôle dans la vigilance et le sommeil de l'organisme ?

2.10.4. Comment le cervelet et les ganglions de la base se partagent-ils le contrôle de la motricité, donc de mouvements du corps ?

Si vous voulez contrôler la justesse de vos réponses, reportez-vous aux réponses correctes qui figurent en fin de volume.

Ne continuez pas avant de savoir répondre sans hésitation à ces 4 questions, et sans consulter le texte 2.10.

Leçon 3 : Le télencéphale (rhinencéphale et néocortex)

# Leçon 3 : Le télencéphale (rhinencéphale et néocortex)

Dans cette leçon, nous étudierons le cerveau reptilien dans ses relations avec les deux cerveaux mammaliens qui forment le télencéphale. Le vieux cerveau mammalien, le rhinencéphale, sera vu sous son aspect olfactif et sous son aspect de système limbique entourant le diencéphale et le corps calleux et ajoutant aux fonctions de l'hypothalamus la sagesse innée, génétique sur le plan des émotions. Du cortex rhinencéphalique ancien, nous passerons au néocortex cérébral en étudiant d'abord les ventricules et le LCR, puis la division du cortex en lobes. Nous mettrons en relation le thalamus et les aires fonctionnelles spécifiques du cortex et apprécierons la performance du cerveau préfrontal. En abordant les aires associatives, nous en viendrons à parler du second système afférent thalamique diffus, de ses projections sur les aires associatives et du contrôle qu'il exerce sur les fonctions conscientes sous l'action de la Syntérèse à travers la formation réticulée.

### Objectifs de la leçon

Savoir identifier le cerveau reptilien et les deux cerveaux mammaliens et énumérer les formations du télencéphale. Savoir expliquer la localisation et le rôle du manche de la raquette rhinencéphalique. Connaître les deux pôles du manche et de la raquette rhinencéphalique. Connaître les deux pôles du cerveau et savoir définir le corps calleux. Savoir énumérer les fonctions du système limbique, en particulier en relation avec l'hypothalamus. Savoir localiser les ventricules. Savoir définir le LCR et son quadruple rôle. Savoir nommer et localiser les quatre lobes corticaux. Énumérer et localiser les aires fonctionnelles spécifiques du cortex et le cerveau préfrontal et en indiquer les fonctions. Savoir indiquer le triple rôle des aires associatives. Savoir distinguer les deux systèmes afférents thalamo-corticaux. Savoir expliquer la localisation et le rôle de la substance réticulée. Expliquer le rôle de la formation réticulée et de la Syntérèse dans le contrôle des fonctions conscientes de l'individu.

3.1.

Chaque fois qu'il était question, jusqu'ici, de l'étage terminal du cerveau, de l'étage « noble » (tout comme on dit que le dernier étage d'une maison est le plus chic, les gens bien n'habitant pas au rez-de-chaussée...), nous avons pensé au cortex. Malgré la définition répétée de cette écorce cérébrale appelée cortex, nous risquons de nous méprendre et de croire par exemple que la masse cérébrale au-dessus du corps calleux, dans la figure 6 (page 34), est le cortex ou néocortex (mot plus savant qui veut dire la même chose). C'est faux. Cette masse, ce sont les hémisphères cérébraux de substance blanche (voir 2.6.), alors que le cortex n'est que le revêtement très fin — rappelez-vous (2.7.) : 3 mm d'épaisseur seulement — de ces hémisphères cérébraux. C'est ce que montre mieux la figure de la page 47 en bas, où l'on voit le bord vert (de

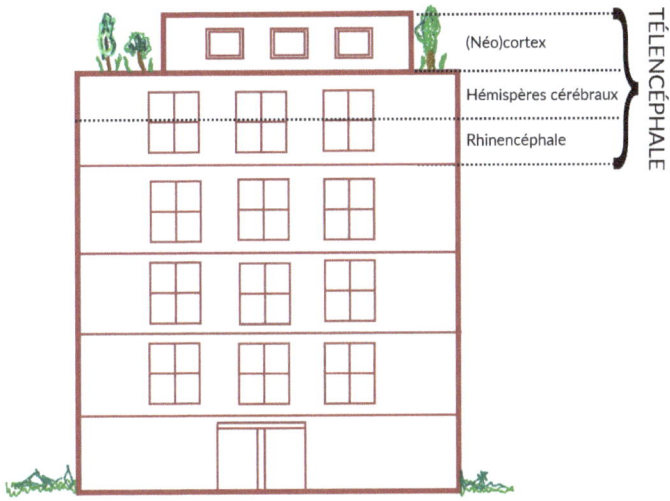

Figure 11 :   Le fonctions cérébrales dans l'image de l'immeuble locatif

Leçon 3 : Le télencéphale (rhinencéphale et néocortex)

substance grise, voir 2.6.) d'hémisphères désignés du terme de cortex. Le meilleur moyen de se représenter la situation au haut du cerveau, c'est d'imaginer un immeuble locatif moderne. Tout en haut, sur le toit, à peine visible d'en bas, il y a ce que les Américains appellent un penthouse, un attique en terrasse. C'est le (néo) cortex. Sous le toit, il y a l'étage terminal, le dernier. Mais ce qu'on ne voit pas du dehors, c'est qu'il est aménagé en duplex, c'est-à-dire que l'appartement de cet étage est sur deux niveaux. Le niveau inférieur est le **rhinencéphale** ou **système limbique**. Il est ancien, fait d'écorce **ancienne**, de **paléo-** et **archéo**cortex, tandis que le penthouse sur le toit est **neuf**, fait d'écorce neuve, d'où son nom savant de **néo**cortex. Vous n'avez pas besoin de vous rappeler ces divisions du cortex, nous voulions seulement vous expliquer pourquoi on dit néocortex. Vous voyez sur le dessin de la maison que (néo) cortex, hémisphères cérébraux et rhinencéphale forment le **télencéphale**, ou cerveau antérieur (le postérieur : tronc et cervelet). Mais nous pouvons tout de suite éliminer la **substance blanche** des hémisphères cérébraux, donc ce qui est sous le toit, car ce n'est qu'un ensemble de fibres nerveuses de liaison qui relient entre elles les différentes parties du cortex et relient aussi le cortex avec les noyaux gris de la base et, au-delà, avec le cervelet, le tronc cérébral et la moelle épinière. Nous ne parlerons donc plus que du néo — et du paléo/archéo-cortex, c'est-à-dire de **l'écorce cérébrale** de substance grise spécialisée en **(néo)cortex** et en rhinencéphale. Cela nous permet de présenter les trois cerveaux que nous avons en nous rapportant à la ligne de l'évolution. Récemment, le Pr Henri Laborit était interviewé à la télévision. C'est un biologiste célèbre qui, en parlant, faisait fréquemment allusion au **cerveau reptilien**. C'est le

Leçon 3 : Le télencéphale (rhinencéphale et néocortex)

plus ancien, qu'avaient les reptiles, d'où son nom. Regardez la figure 12 : il comprend le rez-de-chaussée et les trois premiers étages = le tronc cérébral et le diencéphale. Le deuxième cerveau, qu'ont développé les mammifères primitifs, c'est — au quatrième étage — **le vieux cerveau mammalien**, soit le rhinencéphale. Et le troisième cerveau est venu s'ajouter dans toute la gloire du penthouse chez les mammifères actuels : c'est le **nouveau cerveau mammalien**, soit le (néo)cortex. Et à l'intérieur de chaque étage, nous avons de ces centres nerveux essentiels qui nous ont déjà fait parler de « cerveaux » partiels, végétatif, endocrinien, etc. Aucun étage n'est supérieur à l'autre. L'époque des gens riches qui habitaient en haut est révolue. Chaque étage a ses fonctions particulières, contribue à l'ensemble de la régulation de l'organisme. Et s'il faut reconnaître une priorité, ce sera aux étages renfermant la formation réticulée (voir 2.2.), donc au rez-de-chaussée et aux deux premiers étages. Les gens bien habitent désormais en bas, c'est cela, un processus de vraie démocratisation !

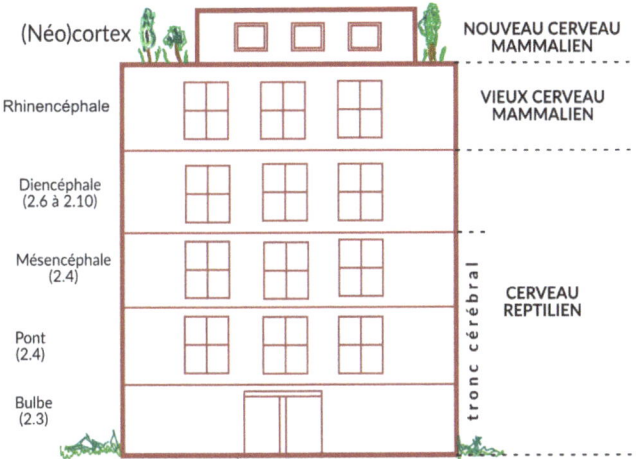

Figure 12 :   Cerveau reptilien et cerveaux mammaliens

Leçon 3 : Le télencéphale (rhinencéphale et néocortex)

**Vous devez à présent être en mesure de répondre aux 4 questions suivantes :**

3.1.1.  Dans l'image du locatif moderne, que représentent le penthouse et le dernier étage ?

3.1.2.  À quoi oppose-t-on le cortex en l'appelant néocortex ?

3.1.3.  Quelles sont les formations du télencéphale ?

3.1.4.  Expliquez ce que représentent le cerveau reptilien et les deux cerveaux mammaliens chez l'homme.

Si vous voulez contrôler la justesse de vos réponses, reportez-vous aux réponses correctes qui figurent en fin de volume.

Ne continuez pas avant de savoir répondre sans hésitation à ces 4 questions, et sans consulter le texte 3.1.

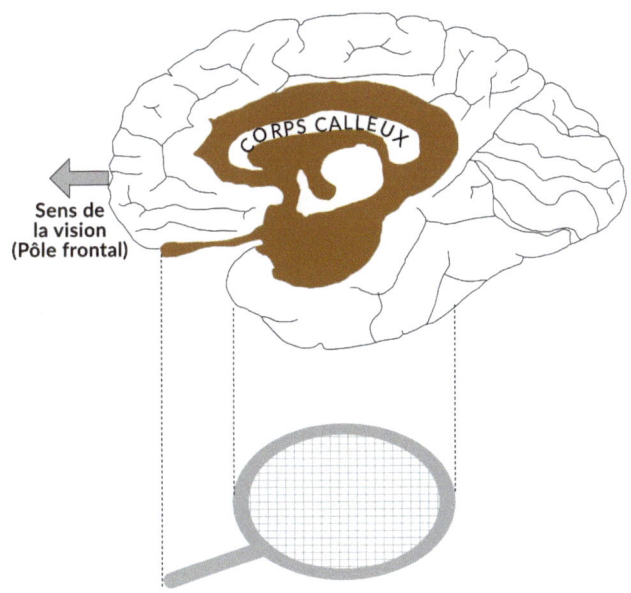

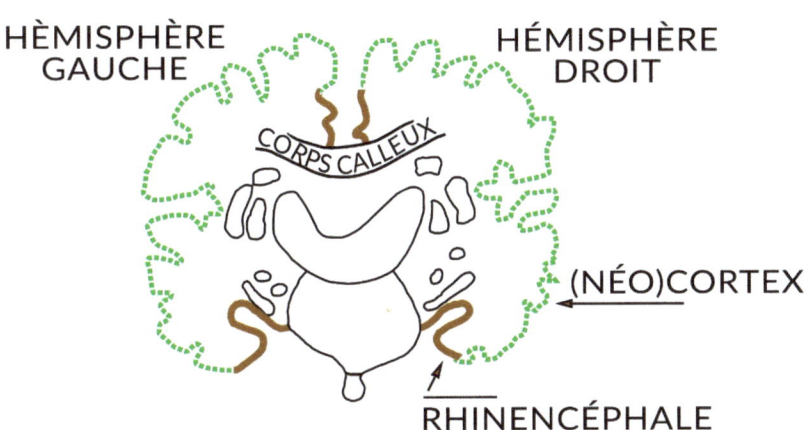

Figure 13 :   Système limbique en général

Leçon 3 : Le télencéphale (rhinencéphale et néocortex)

3.2.

Notre dessin passe-partout (figure 6, page 34) demande une certaine concentration pour suivre le tracé des croix **xxx** à la base du cerveau : elles plongent sous le néocortex à gauche et font à peu près le tour du thalamus, mais aussi du corps calleux. Pour y voir plus clair, regardons la figure 13. On y voit mieux ces structures cérébrales dont l'ensemble constitue le **rhinencéphale** ou **système limbique**. Elles entourent le diencéphale (les noyaux gris de la base) et même le corps calleux, de sorte que leur tracé a inspiré à un neuroscientifique sportif l'image d'une raquette de tennis. Vous la voyez dessous. Évidemment, le manche est un peu de travers, et un non-sportif pourrait aussi bien parler de poêle à frire. En fait, les **deux** rhinencéphales sont logés à l'intérieur des hémisphères cérébraux et donc bien cachés. On le voit dans la partie du bas de la figure 13 (page 67) qui reprend les figures 8 (page 47) et 10 (page 56). Rappelez-vous que c'est une coupe verticale, c'est-à-dire comme si quelqu'un vous passait la main devant le visage, à plat, de haut en bas. Les parties brunes sont le rhinencéphale, bien caché à l'intérieur, et qui entoure comme une boucle, dont on ne verrait sur cette coupe qu'un tronçon bas et un tronçon haut, les formations du diencéphale que nous avons répertoriées entières à la page 53. Comme on le voit ici et comme nous l'avons vu en 3.1., le rhinencéphale est une partie du **cortex**, simplement la partie ancienne; la partie verte qui fait suite dans la figure 13 en bas est la partie récente, le **néocortex**. Dans les figures 8 et 10, nous nous étions contentés d'appeler « cortex » l'ensemble du bord (sur le dessin en vert) du cerveau. Ici, nous distinguons désormais la partie récente, néocorticale (hachurée, verte) de la partie ancienne, rhinencéphalique (en noir opaque).

Reste à voir ce qu'est le **corps calleux** qui revient sur tous les dessins. Dans la figure 13 en bas, il a l'air d'un pont. Et c'est ce qu'il est en effet. Comme il y a deux hémisphères cérébraux (et donc du cortex) et deux rhinencéphales, un de gauche et un de droite, il faut une liaison entre les deux. Cette liaison, ce pont, c'est le corps calleux. C'est une grosse lame de substance blanche. Pourquoi, dans tous nos dessins, ne va-t-il pas d'un bout à l'autre de l'hémisphère (figure 13 en haut) respectivement d'un bord cortical à l'autre (figure 13 en bas) ? C'est ce que va nous montrer la figure 14 en bas (page 71) : il nous montre les hémisphères cérébraux vus d'en haut. Or, la longueur linéaire des hémisphères du pôle frontal au pôle occipital est de 17 cm. (A. A. Yurgutis, 1957). Mais le corps calleux ne mesure que 10 cm de long, il ne relie donc les hémisphères qu'au milieu, ce qui fait que nous le retrouvons sous sa forme familière dans la figure 14 en haut., à l'intérieur du cerveau et pas sur toute la longueur de celui-ci. Pour ceux et celles qui aiment les chiffres, le même A. A. Yurgutis, un Soviétique, a montré que, passé 30 ans, notre cerveau ne devient pas seulement plus léger (de 15 % en moyenne), mais aussi plus long (de quelques centimètres). Une remarque encore sur la représentation du corps calleux dans la figure 14 : nous avons écarté les deux hémisphères sur le dessin du bas, pour qu'il devienne visible. Le dessin d'en haut montre en effet qu'il se situe au milieu du crâne et pas en haut. Le cerveau tel qu'on le voit réellement d'en haut, vous le trouvez représenté dans la figure 16 (page 76).

**Vous devez à présent être en mesure de répondre aux 3 questions suivantes :**

3.2.1.   Expliquez la raquette du rhinencéphale.

3.2.2.   Qu'est-ce que le corps calleux ?

3.2.3.   Comment appelle-t-on les deux pôles du cerveau ?

Si vous voulez contrôler la justesse de vos réponses, reportez-vous aux réponses correctes qui figurent en fin de volume.

Ne continuez pas avant de savoir répondre sans hésitation à ces 3 questions, et sans consulter le texte 3.2.

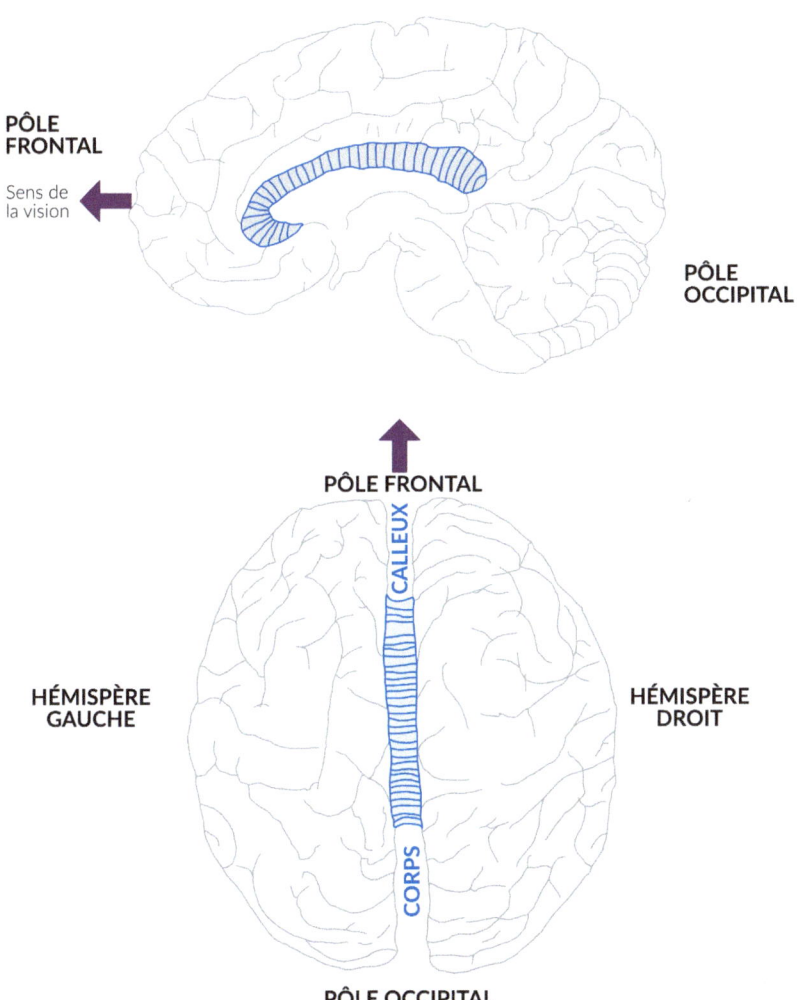

Figure 14 :   Le corps calleux

3.3.

Nous commençons à connaître le cerveau comme notre poche, et c'est bien là le sens et l'utilité de ce volume du cours. Nous savons déjà situer le **rhinencéphale**. Reste à savoir quelle est sa fonction. « Rhinencéphale » veut dire « **cerveau olfactif** », c'est-à-dire le centre nerveux qui traite les messages de l'odorat. Vous vous rappelez que ces messages lui parviennent directement du nez sans passer par le thalamus (voir 2.6.). Sur la figure 13, le rhinencéphale proprement dit, l'olfactif, c'est le manche de la raquette, que l'on appelle le bulbe olfactif et ses prolongements. Ça, c'était connu depuis longtemps. Ce que les recherches spectaculaires de ces dernières années ont mis en lumière, c'est le rôle multiple du cadre de la raquette. Comme ce ne sont pas des fonctions olfactives, on préfère de plus en plus appeler (d'après une désignation anatomique de cette région) le rhinencéphale **système limbique**. Jetez un coup d'œil à la figure 15, où vous voyez la raquette agrandie 4 fois. Le corps calleux, cette fois, est en gris, et le manche (le cerveau olfactif) est en brun hachuré. Nous avons inscrit dans l'espace central la position de l'hypothalamus, avec lequel le système limbique entretient des relations étroites. Si l'hypothalamus est le cerveau végétatif (voir 2.9.), le système limbique est le **cerveau émotionnel** qui teinte de sentiments, d'émotions ce qui va devenir pensée consciente dans le (néo)cortex. « Je sens, donc je suis » est une bien meilleure formule définissant l'être humain que le vieux « je pense, donc je suis » de Descartes. Ce « sentir pour être homme (ou femme) », c'est la fonction du système limbique. Mais comment faut-il comprendre que nous ayons deux cerveaux affectifs, émotionnels, l'hypothala-

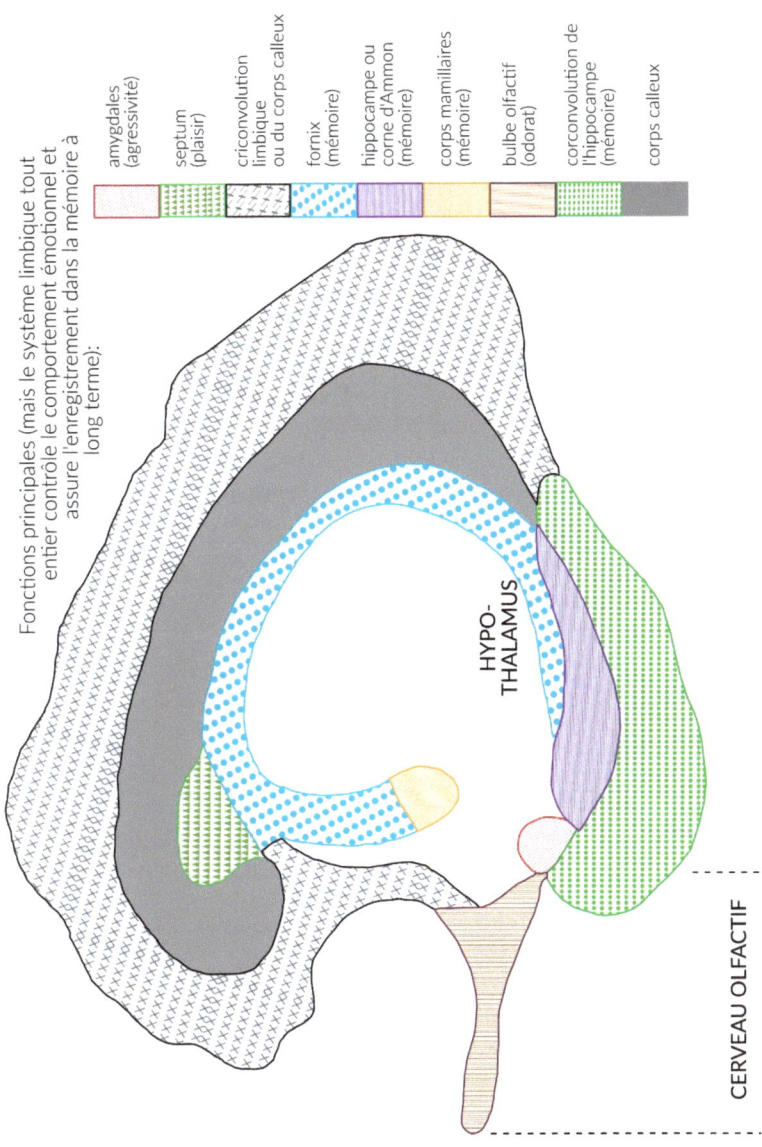

Figure 15 : Le rhinencéphale ou système limbique dans le détail

Leçon 3 : Le télencéphale (rhinencéphale et néocortex)

mus et le système limbique (certains disent même le cerveau limbique) ? Le no 1, c'est incontestablement le cerveau limbique. En effet, l'hypothalamus ne dispose que des informations concernant la vie de l'organisme qui se déroule ici (en latin : hic) et en ce moment (en latin : nunc), par exemple la faim, la soif, l'appétit sexuel que j'éprouve hic et nunc, ce vendredi à 22 heures 30 à l'endroit où je me trouve. Mais le système limbique a accès à la **mémoire génétique**, à ce qui est inné en nous, aux expériences ancestrales. Et il compare l'acquis (les informations provenant de l'hypothalamus) et l'inné (les informations dont il dispose). C'est pourquoi la deuxième grande fonction du cerveau limbique, après celle de cerveau émotionnel, est celle de structure inscrivant nos expériences dans **la mémoire à long terme** de l'organisme, pendant la nuit. Nous verrons encore que cette consolidation de nos souvenirs ne se fait que la nuit, donc en liaison avec le fonctionnement de la formation réticulée (voir 2.2.), avec laquelle le cerveau limbique entretient des rapports étroits. Nous sentons que nous sommes de nouveau sur la piste essentielle de la Syntérèse.

**Vous devez à présent être en mesure de répondre aux 4 questions suivantes :**

3.3.1. Pourquoi appelle-t-on le rhinencéphale système ou cerveau limbique ?

3.3.2. Quelle est la fonction du manche de la raquette rhinencéphalique ?

3.3.3. Quelles sont les deux grandes fonctions du cadre de la raquette rhinencéphalique ?

3.3.4. Quelles sont les relations entre hypothalamus et système limbique ?

Si vous voulez contrôler la justesse de vos réponses, reportez-vous aux réponses correctes qui figurent en fin de volume.

Ne continuez pas avant de savoir répondre sans hésitation à ces 4 questions, et sans consulter le texte 3.3.

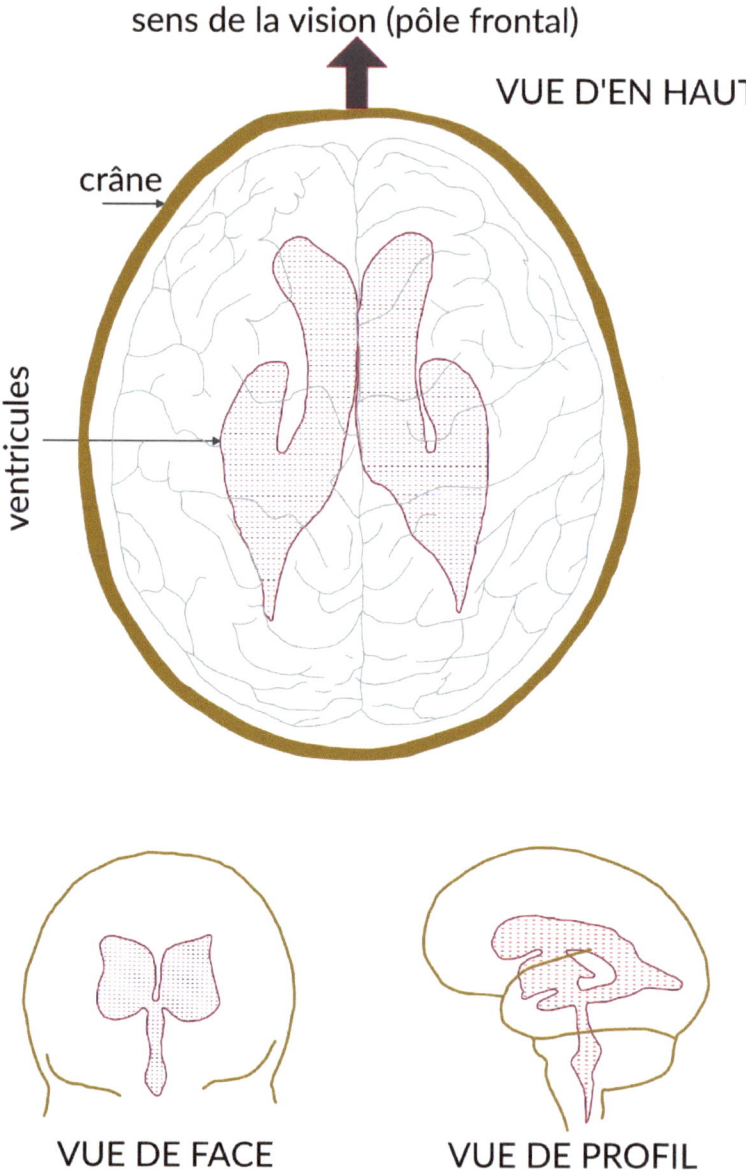

Figure 16 : Le (néo)cortex, ses deux hémisphères et les ventricules

Leçon 3 : Le télencéphale (rhinencéphale et néocortex)

3.4.

Le voilà donc, ce fameux **cortex** ou néocortex. Et pour vous détromper tout de suite sur la solidité de ce que vous portez dans le crâne, nous vous présentons les hémisphères cérébraux en même temps que les **ventricules**, de haut, de face et de profil, dans la figure 16 ci-contre. Lorsque le capitaine Haddock, dans « Tintin », donne de l'« Hydrocéphale ! » à un adversaire, il veut dire que l'autre a la tête pleine d'eau. Même si nous ne sommes pas hydrocéphales (ce qui serait pathologique), nous avons bien assez d'eau dans le cerveau, du moins quand nous sommes jeunes : 9 cm³ en moyenne à 20 ans (sur 1400 cm³ de volume cérébral), mais 25 cm³ à 80 ans (P. A. Knudsen, 1958) ! Donc, plus on est vieux, plus on a d'eau dans la tête. En fait, l'encéphale tout entier, comme le montre la vue du profil dans la figure 16 est creusé de cavités, les ventricules, remplies d'« eau », c'est-à-dire d'un liquide insipide appelé **liquide céphalo-rachidien** ou LCR, circulant dans l'encéphale (céphalo-) et la colonne vertébrale, le rachis (-rachidien). Autour du troisième ventricule (il y en a 4) se disposent le diencéphale et les noyaux gris de la base. Chaque hémisphère contient un ventricule ; le 4ᵉ se situe entre le tronc cérébral et le cervelet, et tous les quatre communiquent. Vous voyez sur la vue profil que le LCR s'écoule vers le bas. En effet, on en trouve dans toute la colonne vertébrale et même, comme on le voit dans la figure 4, dans le sac au-dessous de la moelle épinière lorsqu'elle s'arrête. Les fonctions du LCR ? Tout d'abord, on comprend qu'il forme un matelas protecteur, puisqu'il circule aussi entre le crâne et le cerveau — on sent cette enveloppe bouger quand on subit un choc lors d'une collision. Mais le LCR n'a pas seulement un rôle **mé-**

canique de **protection**. Il intervient dans **l'épuration** (le nettoyage) **biochimique** du cerveau à la façon des boueux qui vident les poubelles. Trois fois en 24 heures, il élimine les métabolites, c'est-à-dire les produits du métabolisme dont le cerveau n'a pas besoin. Mais, semblable au sang il **transporte** aussi des **neurohormones** (de l'hypothalamus) et intervient dans la **protection immunologique**, donc dans la résistance de l'organisme aux infections et agressions. Cette « eau » dans laquelle baigne notre cerveau n'a pas encore livré tous ses secrets, mais elle s'avère aussi importante pour le système nerveux central (encéphale et moelle) que le sang. Merci, LCR ! Nous vous donnons encore un schéma figure 17 (page 79), pour mieux saisir l'ampleur de la circulation du LCR. Du reste, ce que vous voyez dans la figure 16 (page 76) en haut, ce sont les ventricules rendus visibles à travers le cortex. En réalité, ils sont logés à l'intérieur des hémisphères, et on ne les voit pas du dehors.

**Vous devez à présent être en mesure de répondre aux 3 questions suivantes :**

3.4.1.  Comment s'appelle l'eau dans notre cerveau ?

3.4.2.  Où sont situés les ventricules ?

3.4.3.  Quel est le quadruple rôle du LCR ?

Si vous voulez contrôler la justesse de vos réponses, reportez-vous aux réponses correctes qui figurent en fin de volume.

Ne continuez pas avant de savoir répondre sans hésitation à ces 3 questions, et sans consulter le texte 3.4.

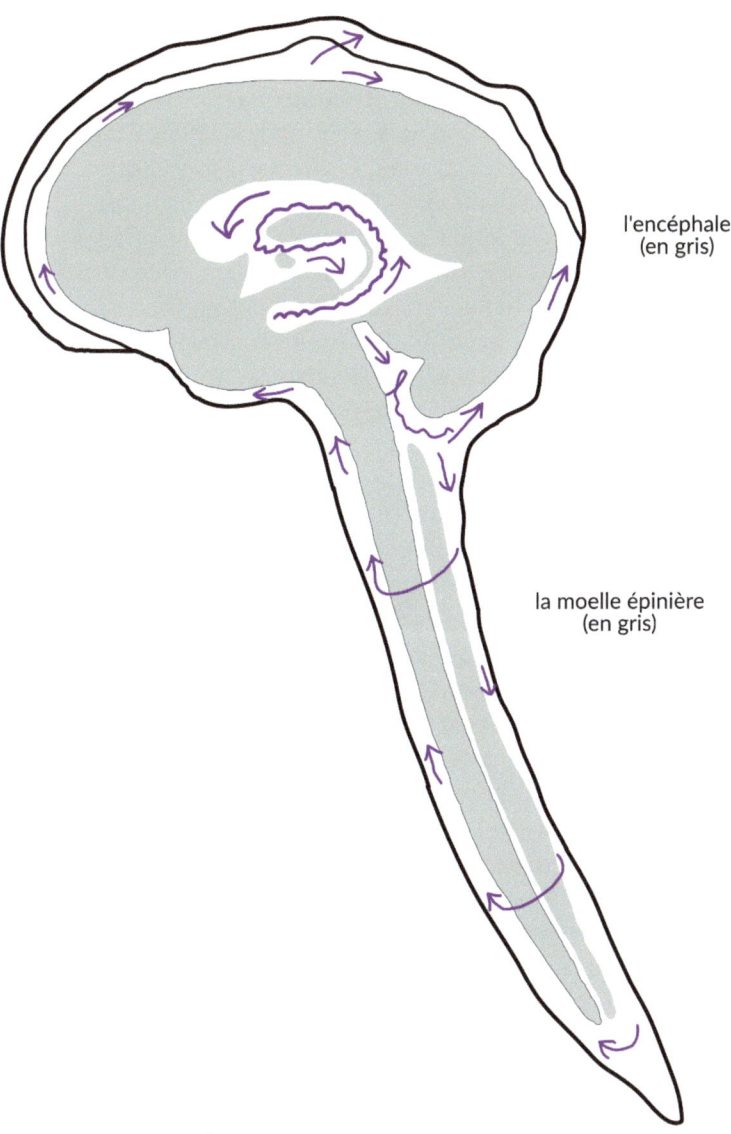

Figure 17 : La circulation du liquide céphalo-rachidien

Leçon 3 : Le télencéphale (rhinencéphale et néocortex)

3.5.

Comme le montrent les figures 14 (page 71) et 16 (page 76), les hémisphères cérébraux ressemblent beaucoup aux moitiés d'une noix, et le **cortex cérébral** (ou cortex ou néocortex) qui les recouvre est plissé tout comme l'écorce d'une noix. Cortex veut du reste dire écorce. Tous ces sillons augmentent évidemment la surface du cortex, qui équivaut à deux mouchoirs de poche qu'on aurait fortement plissés. Les sillons profonds s'appellent **scissures** et sont utiles pour distinguer dans chaque hémisphère les grandes divisions du cortex ou lobes, dont le nom est tiré des os du crâne : **lobe frontal** (côté front), **lobe occipital** (côté occiput), **lobe pariétal** derrière le frontal, séparé de lui par la scissure centrale ou de Rolando (voir la figure 18); **lobe temporal** en dessous du pariétal, séparé de celui-ci par la scissure de Sylvius. Même si le cortex est le siège unique des **fonctions conscientes**, on peut néanmoins distinguer certaines zones particulières, qu'on appelle **aires fonctionnelles corticales** ou tout simplement cerveaux partiels, dans chacun de ces 4 lobes. Sur la figure 18, on voit la localisation des zones ainsi repérées. Le **cerveau préfrontal** est responsable, sur le plan de la conscience, de l'équilibre de la personnalité, de l'humeur, du caractère, de la maîtrise de soi, de l'intégration consciente de nos talents, de notre créativité. Dans le lobe frontal, nous distinguons, derrière le cerveau préfrontal, le **cerveau moteur**, qui donne les ordres conscients pour l'accomplissement des mouvements, y compris ceux requis par la phonation (production de la parole). Derrière la scissure de Rolando, dans le lobe pariétal, suit le **cerveau somesthésique** ou sensitif. C'est là qu'aboutissent en devenant conscient les mes-

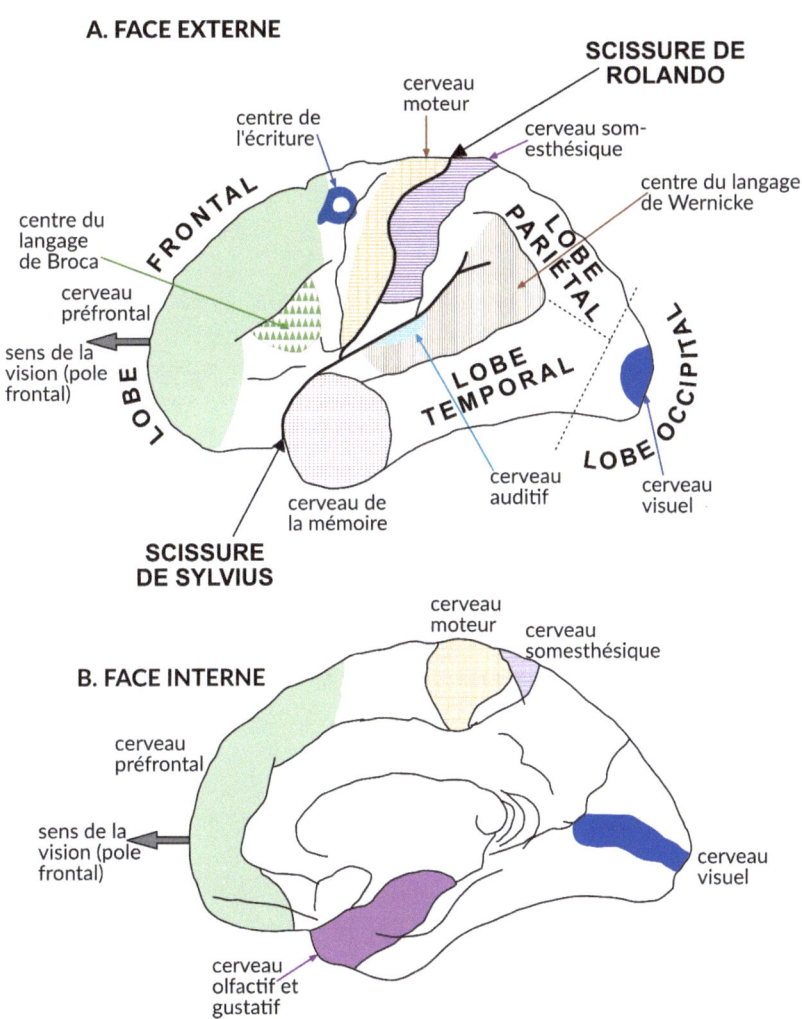

Figure 18 :   Les aires fonctionnelles corticales

Leçon 3 : Le télencéphale (rhinencéphale et néocortex)

sages d'une partie des organes des sens, soit ceux de la sensibilité cutanée (de la peau), donc tout ce qui a trait au toucher et au palper. Les autres messages sensoriels sont traités au plan conscient par les aires spécialisées suivantes : sous le cerveau somestésique, de l'autre côté de la scissure de Sylvius, on trouve le **cerveau auditif**, donc de l'ouïe. À l'arrière du lobe occipital, donc de la tête, est situé le **cerveau visuel**. Et à la face interne de l'hémisphère (dessin du bas de la figure 18), on trouve, adjacent au (suivant le) bulbe olfactif — voir 3.3. —, le **cerveau olfacto-gustatif** (= olfactif, pour l'odorat, et gustatif, pour le goût). Les **centres du langage** sont celui, antérieur (frontal), **de Broca**, dans le lobe frontal en avant du cerveau moteur, avec plus haut le **centre de l'écriture** ; et celui, postérieur (à l'arrière), **de Wernicke**, à cheval sur les lobes temporal et pariétal. Le **cerveau de la mémoire** se trouve associé au cerveau olfactif, comme nous l'avons vu en étudiant le système limbique (3.3.) Ce sont là beaucoup de détails, certes, mais des plus utiles. Il suffit de bien étudier la figure 18 en suivant le texte pour les mettre en mémoire. Il faut dire que ces zones fonctionnelles sont en relations très étroites les unes avec les autres et avec la base du cerveau, de sorte que chacune peut, dans certaines limites, prendre le relais de l'autre si celle-ci est défaillante. Pourtant, si les aires somesthésique, auditive, visuelle, olfacto-gustative ne marchent pas, aucune de nos perceptions ne peut devenir consciente. Si les lobes pariétal, temporal et frontal sont endommagés, la communication ne marche plus bien, je ne reconnais plus les objets que je perçois, je ne comprends pas ce qu'ils sont, comme on le voit chez certains pauvres enfants débiles qui prennent un porte-monnaie, le retournent, l'ouvrent du mauvais côté, ne comprennent pas ce que c'est et ne savent émettre que des sons rauques ou des syllabes dénuées des sens pour qui les écoute. Sans cerveau moteur marchant correctement, comment mouvoir nos bras, nos jambes (c'est la paralysie), notre langue respectivement les 17 muscles qui l'actionnent ? Quant au dysfonctionnement (mauvais fonctionnement) du cerveau préfrontal, c'est tragique ; le comportement normal se dissout, des troubles psychiques apparaissent, la personnalité n'est plus intégrée. Nous verrons encore dans le volume 2 de ce cours que **le langage** et **l'écriture** sont localisés uniquement dans **l'hémisphère gauche** et la signification que cela a pour la totalité de notre personnalité. Et les aires en blanc sur les dessins de la figure 18, direz-vous ? Eh bien, ce sont ce qu'on appelle des **aires associatives**. Ces zones ne servent pas à la **réception** des messages sensoriels, mais à leur **acheminement** au cerveau moteur, à leur combinaison ou **association** (sentir en même temps que voir et entendre) et à leur **mise en relation** avec le moi de l'individu, avec la conscience et surtout avec le cerveau intégrateur numéro 1, le **cerveau préfrontal**. Résumons : les informations sont amenées à la conscience en des zones déterminées du cortex, les aires fonctionnelles corticales **réceptrices** dites aussi aires de projection primaire (somesthésique, visuelle, auditive, olfacto-gustative) ; les aires **associatives** ou de projection secondaire acheminent ces informations après traitement à l'aire fonctionnelle corticale **motrice** (au cerveau moteur), sous le contrôle du **cerveau préfrontal** qui intègre, regroupe le tout en lui donnant un sens dans l'expérience de l'individu, avec l'aide du rhinencéphale ou système limbique (mémoire, voir 3.3.). Ouf, que de données ! Cela peut vous paraître compliqué, mais vous ne le trouverez nulle part présenté avec cette clarté en prenant en considération le dernier état le la recherche. Donc. Mettez-vous au travail avec beaucoup de bonne volonté — de toute façon, la fin du volume est proche — et reprenez ce texte avec l'aide de la figure 18, jusqu'à ce que tout soit bien compris.

Vous devez à présent être en mesure de répondre aux 3 questions suivantes :

3.5.1. Décrivez la localisation des quatre lobes corticaux.

3.5.2. Énumérez et localisez les aires fonctionnelles en deux groupes : d'une part, l'aire motrice, celle du langage et de la mémoire ; d'autre part, les aires servant au traitement des messages sensoriels.

3.5.3. Quel est le triple rôle des aires associatives ?

3.5.4. Quelle structure corticale contrôle le traitement de l'information au plan conscient ?

Si vous voulez contrôler la justesse de vos réponses, reportez-vous aux réponses correctes qui figurent en fin de volume.

Ne continuez pas avant de savoir répondre sans hésitation à ces 4 questions, et sans consulter le texte 3.5.

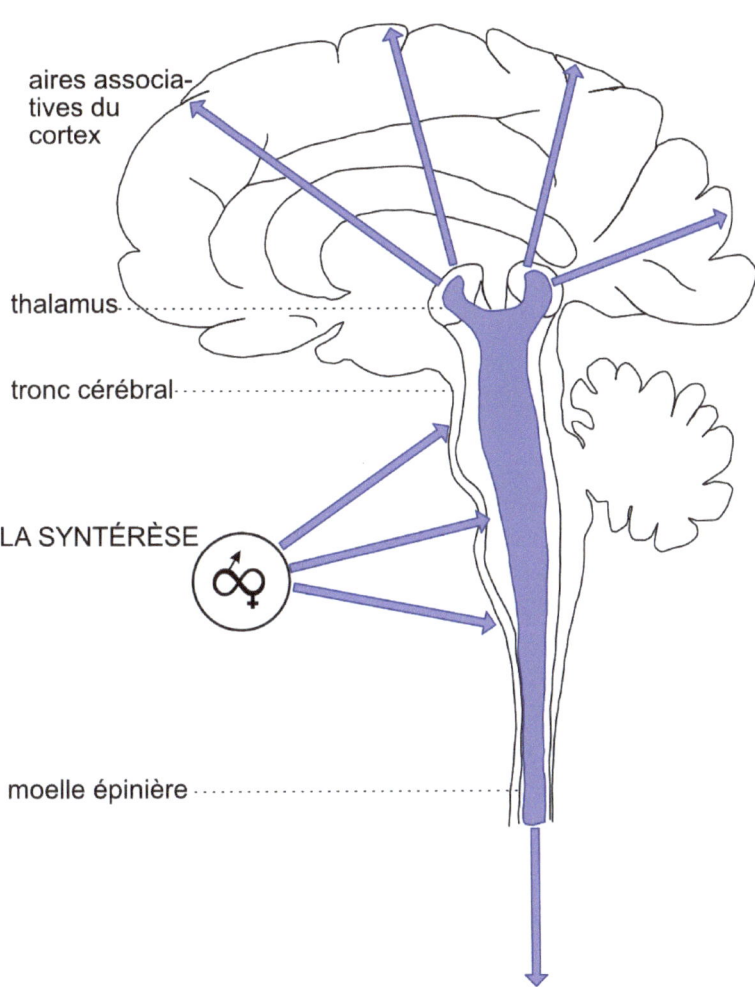

Figure 19 : Le second système afférent (système thalamique diffus)

Leçon 3 : Le télencéphale (rhinencéphale et néocortex)

3.6.

Les figures à la page 81 ne vous rappellent-elles rien ? Mais oui, les dessins de la figure 7 (page 43) et le texte 2.6. On y voyait les liaisons totales entre **le thalamus** et le **cortex**, donc les **liaisons thalamo-corticales**. Vous vous rappelez que toutes les informations reçues des organes des sens (messages sensoriels) ou de la vie intérieure de l'organisme (messages intéroceptifs), sauf celles relatives à l'olfaction, à l'odorat, sont traitées par le thalamus avant d'être acheminées vers le cortex, en l'occurrence vers les aires fonctionnelles **spécifique**s — spécifiques de quoi ? De la vue, de l'ouïe, etc. C'est ce qu'on appelle le **système afférent** (= qui monte vers le cortex) **spécifique**. Dans la figure 7, contrairement à la figure 18, nous n'avons laissé aucun blanc. Nous avons donc déjà tenu compte des relations du thalamus avec les aires « en blanc », soit (3.5.) les aires associatives. Mais dans 3.5. Nous disions que ces aires associatives, qui font tout ce beau travail de combinaison sous le contrôle du cerveau préfrontal, ne recevaient pas de messages sensoriels. Quels sont donc les messages extrasensoriels que le thalamus leur envoie par un **second système afférent**, **non spécifique** parce qu'il n'achemine pas d'informations sur l'environnement ni sur l'état du corps ? Le second système est de découverte récente. On l'a identifié à l'enchevêtrement de cellules nerveuses non spécifiques (ne servant à rien de sensoriel ni d'intéroceptif (messages venus des organes) qui parcourt le **névraxe entier**, de la moelle jusqu'au haut du tronc cérébral et vient aboutir dans le thalamus, comme le montre la figure 19 (page 85). Or, cet enchevêtrement qui forme la colonne **centrale** du névraxe n'est autre que la **substance réticulée** dont nous avons déjà vu le tronçon central, sous le nom de « formation réticulée » (2.2.). Le système nerveux central ou névraxe comprend donc deux systèmes afférents (montants) **indépendants l'un de l'autre**. L'un, spécifique, transmet au (on dit projette sur le) cortex, aux aires fonctionnelles spécifiques de la vision, etc. Il est localisé dans la périphérie du névraxe, autour de la colonne centrale où se trouve tout le long du système nerveux central la substance réticulée. L'autre système afférent (montant) est **non spécifique**, il transmet des informations venues de la **formation réticulée** au cortex (il projette ces informations sur le cortex), aux aires associatives non spécifiques (voir 3.5., page 83). Et ces informations sont destinées à permettre le travail brillant des aires associatives sous le contrôle du cerveau préfrontal. C'est que ces informations proviennent d'un centre très supérieur au cerveau préfrontal pourtant si conscient, d'un centre plus-que-conscient ou hyperconscient que nous appelons **la Syntérèse**, qui est immatériel et intervient à travers la formation réticulée (voir la figure 19 à la page 85) sous forme d'un **contrôle total de la conscience**. C'est ce que nous verrons en étudiant sommeil et veille dans le 2$^e$ volume de ce cours, où nous retrouverons le cortex et verrons les fonctions cerveau droit/cerveau gauche et d'autres questions fascinantes. Pour l'instant, ce second système afférent est sous des noms divers – système thalamique diffus, projection (=liaison) thalamo-corticale diffuse – l'un des domaines-clefs de la recherche neuroscientifique. Pour terminer, reprenons l'image de l'immeuble locatif, figure 12 (page 65). Ce n'est donc pas le locataire du penthouse (le cerveau préfrontal respectivement le Moi, la conscience qui lui est associé) qui contrôle quoi que ce soit. Ce sont les étages 0 (rez-de-chaussée), 1 et 2 qui contrôlent les étages 3 (d'où l'occupant du penthouse tire toutes ses informations) et 4 (les archives de l'immeuble) d'une part, et la cave (la moelle), d'autre part, et ce sur ordre du propriétaire de l'immeuble la Syntérèse). Jolie image, et qui a le mérite d'être juste. Mais la vie consciente est indispensable à l'être humain, et le niveau penthouse est irremplaçable. Pourtant la conscience ne fait rien par elle-même, et le libre arbitre tant vanté est une illusion corticale — nous en avons déjà parlé. Mais les occupants des penthouses sont riches, snobs, et par-là victimes de toutes sortes d'illusions.

**Vous devez à présent être en mesure de répondre aux 3 questions suivantes :**

3.6.1. Expliquez le système afférent spécifique de liaisons thalamo-corticales.

3.6.2. Qu'est-ce que le système afférent non spécifique qu'on appelle projection thalamo-corticale diffuse ?

3.6.3. Qui contrôle le travail des aires associatives corticales ?

3.6.4. Où est localisée la substance réticulée dont la formation réticulée forme le tronçon central ?

Si vous voulez contrôler la justesse de vos réponses, reportez-vous aux réponses correctes qui figurent en fin de volume.

Ne continuez pas avant de savoir répondre sans hésitation à ces 4 questions, et sans consulter le texte 3.6.

# Réponses aux questions de contrôle

## Leçon 1 : Le système nerveux

1.1.1. Les neurosciences sont l'étude scientifique du cerveau en particulier et du système nerveux en général.

1.1.2. La Syntérèse est le centre énergétique de la psyché.

1.1.3. Le moyen principal d'activation de la Syntérèse est l'interprétation des rêves.

---

1.2.1. L'étude du fonctionnement du système nerveux s'appelle neurophysiologie.

1.2.2. La neuropsychophysiologie est l'étude du fonctionnement du système nerveux en relation avec l'étude de réactions de l'être humain avec son environnement.

1.2.3. Un neuroscientifique théiste croit que l'esprit est différent du système nerveux; que l'esprit utilise seulement le système nerveux pour dicter à notre organisme les réactions appropriées à notre environnement. Un neuroscientifique matérialiste croit que le système nerveux est l'esprit.

1.2.4. La Syntérèse est le centre de commande clairvoyant et efficace de l'organisme, la Syntérèse a la maîtrise totale de système nerveux dont elle se sert.

1.3.1. L'organisme entier est innervé.

1.3.2. Les cellules de notre corps sont cousines parce qu'elles proviennent toutes de la cellule-mère, l'œuf fécondé.

1.3.3. Le système nerveux des automatismes de l'organisme est le système neurovégétatif.

1.3.4. Trois fonctions neurovégétatives : les battements de notre cœur, les mouvements de notre intestin, la constriction ou la dilatation de nos artères.

---

1.4.1. Les deux fonctions principales du système nerveux somatique sont la sensibilité consciente et la motricité volontaire.

1.4.2. La vie de relation est la relation de l'organisme avec le milieu extérieur, l'environnement.

1.4.3. La conscience et la volonté interviennent dans le fonctionnement du système nerveux somatique; elles n'interviennent pas dans celui du système neurovégétatif.

---

1.5.1. Les deux parties du système nerveux central sont le cerveau et la moelle.

1.5.2. L'orthosympathique règle les automatismes du corps pendant le jour, le parasympathique contrôle les activités nocturnes de l'organisme.

1.5.3. L'orthosympathique et le parasympathique forment ensemble les système neurovégétatif.

---

1.6.1. Un ganglion est un renflement sur le trajet d'un nerf.

1.6.2. Les organes innervés par l'orthosympathique sur le dessin de la page 19 sont l'iris cristallin, la glande salivaire maxillaire, les glandes lacrymales, le poumon, le cœur, la foie, la rate, l'estomac, le rein, le pancréas, l'intestin grêle, le gros intestin ou côlon, la vessie.

1.6.3. Le centre de commande de l'orthosympathique et du parasympathique se trouve dans l'hypothalamus du cerveau.

1.6.4. Deux domaines où le système neurovégétatif et le système nerveux somatique sont associés: la respiration et la reproduction.

## Leçon 2 : La moelle, le tronc cérébral et le diencéphale

2.1.1. Les parties du système nerveux central sont le cerveau ou encéphale et la moelle ou moelle épinière, protégés dans le squelette axial (crâne et colonne vertébrale).

2.1.2. La moelle épinière a un rôle seulement conducteur.

2.1.3. Les transmissions qui se font par la moelle vers et depuis le cerveau concernent les informations venant des organes et les commandes destinées à modifier le fonctionnement de ces organes dans la vie végétative, organique.

2.1.4. Les signaux que transmet le système nerveux sont appelés influx nerveux.

---

2.2.1. Le tronc cérébral est le haut de la tige médullaire.

2.2.2. Ce n'est pas le cortex qui commande le cerveau, mais la Syntérèse.

2.2.3. Le double rôle de la formation réticulée est de régler la veille et le sommeil et de contrôler la transmission des messages sensoriels.

---

2.3.1. Le bulbe se situe au bas du tronc cérébral, à la suite de la moelle épinière.

Réponses aux questions de contrôle

2.3.2. On parle d'un centre cardiovasculaire bulbaire parce que le bulbe contrôle le cœur et les vaisseaux.

2.3.3. Le bulbe contrôle aussi le rythme respiratoire.

---

2.4.1. Les deux étages supérieurs du tronc cérébral s'appellent pont et mésencéphale.

2.4.2. C'est par le mésencéphale qu'on passe du tronc cérébral aux hémisphères cérébraux.

2.4.3. Les voies sensitives et motrices, mais aussi les voies de régulation neurovégétative traversent le tronc cérébral.

---

2.5.1. Le cervelet est appendu au dos du tronc cérébral.

2.5.2. Le cervelet ressemble à un ordinateur en ce qu'il garde en mémoire tous les mouvements appris.

2.5.3. La supériorité du cervelet sur les hémisphères cérébraux et leur cortex se traduit par le nombre supérieur de neurones (trois fois autant) dont il dispose.

2.5.4. C'est le cervelet qui insère l'organisme dans un cadre spatio-temporel (spatial et temporel).

Réponses aux questions de contrôle

2.6.1. Tous les messages destinés au cortex doivent nécessairement transiter par le thalamus, qui les contrôle – sauf les messages de l'olfaction qui parviennent directement au cortex.

2.6.2. Le thalamus n'est pas un simple distributeur passif des messages sensoriels qui le traversent, il les filtre.

2.6.3. L'origine des ondes de l'électroencéphalogramme que l'on enregistre à la surface du crâne se situe dans le thalamus.

2.6.4. Les termes « substance blanche » et « substance grise » ne sont pas appropriés, ils correspondent à la coloration du cerveau mort après fixation dans la formaline. La substance blanche est en réalité blanchâtre à jaunâtre, la substance grise rougeâtre. La différence entre les deux, c'est que la substance blanche est graisseuse, des gaines de graisse appelée myéline entourant les fibres nerveuses.

---

2.7.1. Les deux glandes endocrines accolées au diencéphale sont l'épiphyse et l'hypophyse. Une glande endocrine, c'est une glande à sécrétion interne qui déverse ses produits, les hormones, dans le sang.

2.7.2. La rythmicité de la vie de l'organisme se déroule sur divers rythmes, surtout circadiens (sur environ 24 heures).

2.7.3. Le double rôle de l'épiphyse constaté à ce jour : elle participe à la rythmicité fondamentale de la vie de l'organisme et est en relation avec tout le système hormonal via l'hypothalamus.

---

2.8.1. Les deux principaux groupes de noyaux gris du diencéphale sont le thalamus et l'hypothalamus.

2.8.2. La neuro-endocrinologie est l'étude des neuro-hormones, c'est-à-dire des hormones sécrétées par l'hypothalamus pour contrôler le fonctionnement du système hormonal.

2.8.3. L'hypothalamus est le cerveau hormonal ou endocrinien, qui régit le système hormonal à travers l'hypophyse.

2.8.4. Les hormones sont les intermédiaires chimiques du système nerveux pour régler le fonctionnement de quantité d'organes et même du métabolisme.

---

2.9.1. La deuxième grande fonction de l'hypothalamus, c'est celle de cerveau végétatif, c'est-à-dire de centre régulateur de la vie organique et végétative.

2.9.2. Les fonctions végétatives spécifiques que gouverne l'hypothalamus sont la thermorégulation, le comportement alimentaire et sexuel, l'affectivité et les émotions, le plaisir et le déplaisir dans la satisfaction des besoins, la régulation du mouvement de l'eau dans l'organisme, la régulation du sommeil.

2.9.3. L'hypothalamus intervient dans la régulation du mouvement de l'eau au moyen d'une neurohormone, l'hormone antidiurétique gouvernant la rétention de l'eau.

---

2.10.1. Les trois groupes de noyaux gris à la base du cerveau, dans le diencéphale, sont le thalamus, l'hypothalamus et les corps striés.

2.10.2. Les fonctions respectives du néo- et du paléostriatum sont : pour le néostriatum, la régulation des automatismes moteurs; pour le paléostriatum, l'évitement des mouvements indésirables et anormaux.

2.10.3. Jusqu'ici, nous avons vu les formations cérébrales suivantes jouer un rôle dans la vigilance et le sommeil de l'organisme : le thalamus, la formation réticulée, les corps striés.

2.10.4. Le cervelet et les ganglions de la base se partagent le contrôle de la motricité de la manière suivante : les mouvements rapides sont préprogrammés par le cervelet; les mouvements lents et coulés sont sous le contrôle des ganglions de la base.

## Leçon 3 : Le télencéphale (rhinencéphale et néocortex)

3.1.1. Dans l'image du locatif moderne, le penthouse représente le néocortex, et le dernier étage le rhinencéphale et les hémisphères cérébraux.

3.1.2. En appelant le cortex néocortex, on l'oppose au rhinencéphale, qui est fait de paléo- et d'archéocortex.

3.1.3. Les formations du télencéphale sont le (néo)cortex, les hémisphères cérébraux et le rhinencéphale.

3.1.4. Chez l'homme, le cerveau reptilien représente le tronc cérébral et le diencéphale; le vieux cerveau mammalien représente le rhinencéphale; et le nouveau cerveau mammalien représente le (néo)cortex.

---

3.2.1. Le rhinencéphale évoque par sa forme l'image d'une raquette de tennis, dont le cadre entoure le diencéphale

3.2.2. Le corps calleux, c'est un pont entre les deux hémisphères cérébraux, une grosse lame faite de substance blanche qui n'unit les hémisphères qu'au milieu, pas sur toute leur longueur.

3.2.3. Les deux pôles du cerveau sont le pôle frontal et le pôle occipital.

Réponses aux questions de contrôle

3.3.1. On appelle le rhinencéphale système ou cerveau limbique parce que sa fonction dépasse de loin celle, primitive, de rhinencéphale ou cerveau olfactif.

3.3.2. La fonction du manche de la raquette rhinencéphalique est la fonction de cerveau olfactif, c'est-à-dire de centre nerveux; qui traite les messages de l'odorat.

3.3.3. Les deux grandes fonctions du cadre de la raquette rhinencéphalique sont celle de cerveau émotionnel et celle d'une structure inscrivant nos expériences dans la mémoire à long terme de l'organisme.

3.3.4. L'hypothalamus est le cerveau affectif, émotionnel hic et nunc; le système limbique lui est superposé en ce qu'il compare l'acquis (les informations provenant de l'hypothalamus) avec l'inné, les informations dont il dispose grâce à son accès à la mémoire génétique.

---

3.4.1. L'eau dans notre cerveau s'appelle liquide céphalo-rachidien ou LCR.

3.4.2. Les ventricules se situent à raison d'un dans chaque hémisphère; le troisième se trouve à la base du cerveau, le quatrième entre le tronc cérébral et le cervelet.

3.4.3. Le quadruple rôle du LCR est le suivants un rôle mécanique de protection, un rôle d'épurateur biochimique du cerveau, un rôle de transporteur de neurohormones, un rôle dans la protection immunologique.

---

3.5.1. La localisation des quatre lobes corticaux est la suivantes côté front, le lobe frontal; côté occiput, le lobe occipital; derrière le lobe frontal et la scissure centrale ou de Rolando, le lobe pariétal; sous le lobe pariétal et la scissure de Sylvius, le lobe temporal.

3.5.2. Les aires fonctionnelles sont les suivantes : d'une part, le cerveau moteur ou aire motrice, dans le lobe frontal; les centres du langage de Broca dans le lobe frontal et de Wernicke à cheval sur les lobes temporal et pariétal et le centre de l'écriture dans le lobe frontal; le cerveau de la mémoire, dans le lobe temporal; d'autre part, les aires servant au traitement des messages sensoriels : le cerveau somesthésique, dans le lobe pariétal; le cerveau auditif, dans le lobe temporal; le cerveau olfacto-gustatif, à la face interne du lobe temporal; le cerveau visuel, dans le lobe occipital. Le cerveau préfrontal occupe une place à part, dans le lobe frontal.

3.5.3. Le triple rôle des aires associatives : acheminement des messages sensoriels au cerveau moteur; association de ces messages; mise en relation de ces messages avec le moi de l'individu.

3.5.4. La structure corticale qui contrôle le traitement de l'information au plan conscient est le cerveau préfrontal.

---

3.6.1. Le système afférent spécifique de liaisons thalamo-corticales achemine les messages sensoriels et les messages intéroceptifs, sauf ceux de l'olfaction, du thalamus aux aires fonctionnelles spécifiques du cortex.

3.6.2. Le système afférent non spécifique qu'on appelle projection thalamo-corticale diffuse transmet des informations venues de la formation réticulée aux aires associatives (non spécifiques) du cortex.

3.6.3. Le travail des aires associatives corticales est contrôlé via le thalamus et la formation réticulée par la Syntérèse.

3.6.4. La substance réticulée dont la formation réticulée forme le tronçon central est localisée dans la colonne centrale du névraxe, de la moelle au thalamus.

# Devoirs écrits U.M.E. 1

## A. Phase préparatoire

Avant de vous attaquer aux devoirs écrits, nous vous recommandons de vérifier si vous maîtrisez les "objectifs" des trois leçons tels qu'ils sont définis aux pages 9, 25 et 61. Lorsque vous serez sûr(e) de maîtriser les divers points énumérés au titre des objectifs, vous pourrez passer à la rédaction des devoirs.

## B. Présentation matérielle

Vous choisissez des **feuilles A 4**. donc du format d'un bloc de papier machine ordinaire. N'écrivez qu'au recto de chaque feuille, pas aussi au verso. Vos devoirs doivent être présentés **dactylographiés**. donc tapés à la machine. Si vous n'avez pas de machine à écrire ou que vous ne savez pas taper à la machine, demandez à un(e) ami(e) de taper pour vous le texte que vous aurez préparé à la main. Faites de vos devoirs **deux exemplaires**, un original et une copie. Envoyez-nous l'original et gardez la copie. Vous recevrez en retour nos corrections et commentaires, mais nous garderons l'original de vos devoirs dans nos dossiers. N'utilisez que **deux feuilles** A 4, pas plus, pour répondre aux 5 questions qui vont suivre. Vous disposez pour chaque réponse d'environ 15 lignes dactylographiées à double interligne (comme ici; le simple interligne est difficile à lire), ce qui fait 2 pages dactylographiées en tout et est largement suffisant. Ne dépassez pas les deux pages, ce n'est pas la quantité qui compte, mais la qualité de votre exposé. Inscrivez au haut de chaque feuille votre **nom**, votre **prénom**, le titre « **Devoirs écrits U.M.E. 1** » et la **date d'expédition** de vos devoirs. Ne recopiez pas les questions; envoyez-nous simplement vos réponses numérotées de 1 à 5.

## C. Sujet des devoirs

1. Comment intégrez-vous l'existence de la Syntérèse, centre hyperconscient, immatériel de contrôle de l'organisme et de la conscience, dans vos conceptions de théiste ou de croyant(e) ?

2. Quels sont les trois systèmes de contrôle de la vie consciente et inconsciente de l'organisme dont dispose la Syntérèse ?

3. Du cerveau antérieur (télencéphale) ou du cerveau postérieur (tronc cérébral et cervelet), lequel vous paraît plus important, et peut-on trancher cette question facilement ?

4. Qu'est-ce que les deux cerveaux mammaliens ont en somme ajouté au cerveau reptilien primitif ?

5. Quelle est votre position personnelle face au constat neuropsychophysiologique que la liberté est une illusion corticale ?

L'index qui suit vous aidera à retrouver les mots-clefs que vous désirez encore revoir avant de répondre. Exprimez-vous simplement, dans la mesure de vos moyens. Ne croyez pas que vous devez faire étalage de science. Ces devoirs servent seulement à contrôler dans quelle mesure vous avez saisi l'essentiel de ces 3 leçons. Et maintenant, bonne chance ! N'expédiez ces devoirs que lorsque vous avez l'impression de bien savoir les matières de ce premier volume du cours.

## INDEX ALPHABÉTIQUE
## (MATIÈRES ET AUTEURS)

### A

Abdomen 27
Acquis 74
Affectivité 54
Agressions 78
Aire fonctionnelle corticale motrice 83
Aires associatives non spécifiques 83, 87
Aires associatives non spécifiques (dessin) 85
Aires de projection primaire 83
Aires de projecton secondaire 83
Aires fonctionnelles corticales 80
Aires fonctionnelles corticales (figure) 81
Aires fonctionnelles corticales réceptrices 83
Aires spécifiques 44, 86
Amygdales rhinencéphaliques (figure) 73
Antagoniste 20
Appétit sexuel 74
Archéocortex 64
Artères 16
Association 83
Atlas 27
Atlas (figure) 24, 30
ATWOOD R. P. 40
Automatique, automatismes 15, 16, 28, 57
Automatismes moteurs 57
Autonome 9, 15, 28

### B

Base du cerveau 25, 45, 51, 57, 68, 82
Besoins 54
Bisexué 52

BLINKOV, Samuil, M. 41
BOISACQ-SCHEPENS, N. 13
Boîte crânienne 31, 35
BRAITENBERG, Valentin 41
Bulbe olfactif 72, 82
Bulbe olfactif (figure) 73
Bulbe rachidien 35
Bulbe rachidien (figure) 34, 65

### C

Cadre de la raquette rhinencéphalique 72
Canal vertébral 27
Caractère 80
Cellule-mère 15
Cellules 15
Cellules nerveuses 31
Cellules nerveuses (nombre) 40
Cellules nerveuses non spécifiques 86
Centre cardio-pulmonaire bulbaire 36
Centre cardiovasculaire 35, 36
Centre de l'écriture 82
Centre du langage de Broca 82
Centre du langage de Broca (figure) 81
Centre du langage de Wernicke 82
Centre du langage de Wernicke (figure) 81
Centre informatique total 58
Centres nerveux moteurs 27
Centres nerveux sensitifs 27
Céphalo- (définition) 77
Cérébral (définition) 31
Cerveau 13, 20, 22, 23

Cerveau (figure) 19, 24
Cerveau affectif 72
Cerveau antérieur 64
Cerveau auditif 82
Cerveau auditif (figure) 81
Cerveau de la mémoire (figure) 81
Cerveau émotionnel 72, 74
Cerveau endocrinien 25, 51
Cerveau hormonal 51
Cerveau intégrateur 83
Cerveau intermédiaire 45
Cerveau limbique 74
Cerveau mammalien 61, 64, 65
Cerveau moteur 80, 82, 83
Cerveau moteur (figure) 81
Cerveau moyen 38
Cerveau olfactif 72, 82
Cerveau olfactif (figure) 81
Cerveau olfacto-gustatif 82
Cerveau olfacto-gustatif (figure) 81
Cerveau postérieur 64
Cerveau préfrontal 61, 62, 80, 83, 86, 87
Cerveau préfrontal (figure) 81
Cerveau primitif 32, 35
Cerveau primitif (définition) 31
Cerveau reptilien 61, 64, 102
Cerveau reptilien (figure) 65
Cerveau sensitif 80
Cerveau somesthésique 80
Cerveau somesthésique (figure) 81
Cerveau végétatif 25, 54, 72

Cerveau visuel 82
Cerveau visuel (figure) 81
Cerveaux partiels 80
Cervelet 25, 26, 31, 40, 41, 44, 58, 64, 77
Cervelet (figure) 30, 34
Chronobiologie 25, 41
Chronomètre 41
Circonvolution de l'hippocampe (figure) 73
Circonvolution du corps calleux (figure) 73
Circonvolution limbique (figure) 73
Circuit sanguin 51
Circuit sanguin (figure) 50
Cœur 15, 36
Cœur (figure) 19
Côlon (figure) 19
Colonne vertébrale 20, 27, 31, 35, 77
Colonne vertébrale (figure) 19
Comportement 83
Comportement alimentaire 54
Comportement émotionnel 72
Comportement sexuel 54
Comportement terminal 6
Conscience corticale 25, 58
Conscient 17, 27, 32, 38, 41, 44, 45, 61, 62, 72, 80, 82, 84, 87, 88
Consolidation des souvenirs 74
Constriction (définition) 15
Contrôle total de la conscience par la Syntérèse 87
Corne d'Ammon (figure) 73
Corps calleux

Index alphabétique

61, 63, 68, 69, 72
Corps calleux (figure) 56, 67
Corps de Luys (figure) 56
Corps mamillaires (figure) 73
Corps striés 25, 57, 58
Corps striés (figure) 34, 56
Cortex cérébral 31, 32, 38, 40, 41, 44, 45, 48, 62–65, 68, 69, 77, 78, 80, 83, 86, 87
Cortex cérébral (figure) 47, 56, 63, 65, 67, 76, 85
Cou 27
Crâne 27, 31, 45, 69, 77, 80
Crâne (figure) 24, 30
Créativité 80
CREUTZFELDT, O.D. 32
Croyants 13
Curricula 6

# D

Déplaisir 54
DESCARTES, René 48, 72
Diencéphale 25, 26, 35, 38, 45, 48, 51, 57, 61, 64, 68, 77
Diencéphale (définition) 57
Diencéphale (figure) 63
Dieu 13
Dieux égyptiens 52
Digestion 15
Dilatation (définition) 15
Dysfonctionnement (définition) 83

# E

Eau du cerveau 77, 78

Eau du corps 26, 54
ECCLES, Sir John C. 40
Écorce cérébrale 31, 40, 44, 48, 63, 64
Écriture 83
Effecteurs (définition) 51
Électroencéphalogramme 25, 45
Émotions 54, 61, 72
Encéphale 27, 35, 78
Encéphale (figure) 24, 30
Encéphalite 38
Enseignement programmé 5–7
Environnement 13, 14, 17, 86
Épiphyse 25, 51
Épiphyse (figure) 34, 47, 50
Épuration biochimique 78
Équilibre de la personnalité 80
Équilibre du corps 40
Esprit 13, 14
Estomac (figure) 19
Éveil 45
Expériences ancestrales 74

# F

Faim 54, 74
Feedback 51
Fibres nerveuses 45, 64
Fibres nerveuses (définition) 31
Fièvre (définition) 54
Filtre thalamique 25, 44
Foie (figure) 19
Formaline 45
Formation réticulée ou réticulaire 25, 32, 35, 38, 41, 44, 45, 54, 57, 58, 61, 62, 65, 74, 87
Formation réticulée ou

Index alphabétique

réticulaire (définition) 31
Formation réticulée ou réticulaire (figure) 34, 85
Formations osseuses 31
Fornix (figure) 73

# G

Ganglion (définition) 22
Ganglions de la base 25, 26, 57, 58
Ganglions de la base (figure) 56
Glande pinéale 48
Glande pituitaire 48
Glande salivaire maxillaire (figure) 19
Glandes à sécrétion interne 48
Glandes endocrines 26, 51, 52
Glandes endocrines (définition) 48
Glandes génitales 49, 51
Glandes lacrymales 19
GLEZER Il'ya I. 41
Gonades 49, 51
Gonades (figure) 50
Gros intestin (figure) 19

# H

HAUG H. 40
Hémisphère droit 36
Hémisphère droit (figure) 47, 56, 67, 71
Hémisphère gauche 36, 83
Hémisphère gauche (figure) 47, 56, 67, 71
Hémisphères cérébraux 38, 44, 45, 51, 57, 63, 64, 68, 69, 77, 80
Hémisphères cérébraux (figure) 63, 76
Hermaphrodite 52
Hic et nunc 74

Hippocampe (figure) 73
Hormone antidiurétique 54
Hormones 26, 48, 52
Hormones (définition) 51
Humeur 80
Hydrocéphale 77
Hyperconscient 87
Hypophyse 25, 26, 51
Hypophyse (figure) 19, 30, 34, 47, 50
Hypothalamus 22, 26, 35, 51
Hypothalamus (figure) 19, 34, 47, 50, 56

# I

Illusion corticale 32, 88
Immatériel 87
Inconscient 10, 15, 17, 20, 32, 45, 102
Infections 78
Influx nerveux 28
Inné 61, 74
Innervé 22
Innervé (définition) 15
Intégration 15
Intégré (définition) 15
Intermédiaires chimiques 51
Intestin 15
Intestin grêle (figure) 19
Involontaire 15, 17, 20
Iris cristallin (figure) 19
Isthme du cerveau 38

# K

KLEIN David C. 49
KLEIN Elisabeth 10
KLEIN Robert P. 10
Kleinien 10
KNUDSEN P. A. 77
KORNHUBER H. H. 58

Index alphabétique

## L

LABORIT Henri  64
Langage  82, 83
Langue  83
LCR  61, 77, 78
Lésion (définiton)  58
Liaisons thalamo-corticales  86
Liaisons thalamo-corticales (figure)  43
Liberté  32
Libre arbitre  88
Liquide céphalo-rachidien  77
Liquide céphalo-rachidien (figure)  79
Lobe frontal  80, 82
Lobe frontal (figure)  81
Lobe occipital  80, 82
Lobe occipital (figure)  81
Lobe pariétal  80
Lobe pariétal (figure)  81
Lobe temporal  80
Lobe temporal (figure)  81
Lobes du cervelet  41
Lobes du néocortex  80

## M

Maîtrise de soi  80
Maladie de Parkinson  58
Mammifères  64, 65
Manche de la raquette rhinencéphalique  61, 68
Matérialistes  9, 13, 28
Maxillaire inférieur (figure)  30
Maxillaire supérieur (figure)  30
Medulla oblongata  35
Médullaire (définition)  31
Membre inférieur  27
Membre supérieur  27
Mémoire  40, 74, 82
Mémoire à long terme  74
Mémoire génétique  74
Mésencéphale  35, 38
Mésencéphale (figure)  34, 65
Messages des sens  17, 32
Messages extrasensoriels  86
Messages intéroceptifs  86
Messages non sensoriels  44
Messages sensoriels  25, 44, 82, 83, 86
Messages sensoriels (définition)  17
Métabolisme  54, 78
Métabolisme (définition)  52
Métabolites  78
Météncéphale  38
Météncéphale (figure)  34
MEULDERS M.  13
Moelle allongée  35
Moelle épinière  20, 25, 27, 28, 64, 77
Moelle épinière (définition)  85
Moelle épinière (figure)  19, 24
Moi  83, 87
MONTMOLLIN Maurice de  7
MOORE Robert Y.  49
MORIN Georges  40
Motricité  25, 40
Motricité oculaire (définition)  38
Motricité volontaire (définition)  17
Mouvements  17, 40, 41, 57, 58, 80
Mouvements anormaux  58
Mouvements automatiques  57
Mouvements des yeux  38

Mouvements indésirables 58
Mouvements lents et coulés 58
Mouvements rapides 58
Muscles 17, 83
Myélencéphale 34
Myéline 45

## N

Néocortex 61, 63, 64, 68, 77, 80
Néocortex (figure) 34
Néostriatum 57
Nerfs 15, 20, 22, 38
Nerfs crâniens 38
Neuro-endocrinien (figure) 50
Neuro-endocrinologie (définition) 51
Neurohormones (définition) 51
Neurones (définition) 31
Neurones (nombre) 40
Neurophysiologie 28
Neurophysiologie (définition) 13
Neuropsychophysiologie 9, 13, 32
Neuropsychophysiologie (définition) 14
Neurosciences 9, 12, 13, 49
Neurosciences (définition) 10
Neurosciences (figure) 11
Neuroscientifique matérialiste 9, 13
Neuroscientifique théiste 9, 13
Neuroscientifiques 9, 13
Névraxe 35, 86, 87
Névraxe (définition) 27
Névraxe (figure) 24, 85
Nez 37, 72
Nouveau cerveau mammalien (figure) 65
Noyau caudé (figure) 56
Noyau rouge (figure) 56
Noyaux 25, 44, 51, 57, 64, 68, 77
Noyaux (définition) 45
Noyaux gris de la base 57, 64, 68, 77

## O

Objectifs des leçons 9, 25, 61
Occiput 80
Odorat 44, 72, 82, 86

## Œ

Œil 51
Œil (figure) 50
Œuf 15

## O

Olfaction 44
Ondes alpha 45
Ondes bêta 45
Ordinateur 25, 40, 58
Ordres moteurs 17, 27
Organes 15, 22, 28, 51, 86
Organes des sens 44, 82
Orthosympathique 9, 22, 54
Orthosympathique (définition) 20
Ouïe 82, 86
Ovaires 49, 51, 52
Ovaires (figure) 50
Ovule 15

## P

Paléocortex 64
Paléostriatum 57, 58

Index alphabétique

Palladium (figure) 56
Pallidum 57
Palper 82
Pancréas 51
Pancréas (figure) 19, 50
Paralysie 28, 83
Parasympathique 9, 54
Parasympathique (définition) 20
Parole 80
Peau 45, 82
Pensée consciente 72
Penthouse 64, 87, 88
Pesanteur 38
Petit cerveau 40, 41
Phonation 80
Plaisir 54
Pôle frontal 69
Pôle frontal (figure) 34, 47, 67, 71, 76, 81
Pôle occipital 69
Pôle occipital (figure) 71
Pont 38
Pont (figure) 34
Postures 40
Poumons 36
Poumons (figure) 19, 50
Préprogrammé 58
Projection thalamo-corticale diffuse 87
Projeter sur (définition) 87
Protection immunologique 78
Protection mécanique 78
Protubérance annulaire 38
Psyché 10, 13, 14
Psychologie des profondeurs 10
Psychologie des profondeurs (figure) 11
Psychosyntérèse (définition) 10
Putamen 57
Putamen (figure) 56

## R

Rachidien (définition) 35
Rachis (définition) 35
RAMPA Lob sang 48
Raquette rhinencéphalique 61
Rate (figure) 19
Réflexes 28
Régulation neurovégétative 28, 38
Reins (figure) 19, 50
Reproduction 22
Reptiles 64
Respiration 22
Rétention de l'eau 54
Rétroaction 51
Rétroaction (définition) 51
Rétroaction (figure) 50
Rétrocontrôle (définition) 51
Rêve 10, 31, 58
Rhinencéphale 38, 61, 64, 68, 69, 72, 83
Rhinencéphale (définition) 72
Rhinencéphale (figure) 73
Rythme cardiaque 35, 36
Rythme circadien (définition) 49
Rythme respiratoire 35, 36
Rythmicité rythmique 45, 49

## S

Sang 48, 51, 52, 78
Scalp 45
Scissure centrale 80
Scissure de Rolando 80
Scissure de Rolando (figure) 81
Scissure de Sylvius 80, 82

Scissure de Sylvius (figure) 81
Scissures 80
Second système afférent non spécifique 86
Second système afférent non spécifique (figure) 85
Sécrétion interne 48, 51
Sensations 27
Sensibilité consciente 27
sensibilité consciente (définition) 17
Sensibilité cutanée 82
Sentiments 72
Septum (figure) 73
Signaux 25, 28
Sillons 80
Sinus frontal (figure) 30
Sinus sphénoïdal (figure) 30
Soif 54, 74
Sommeil 17, 26, 31, 32, 45, 54, 58, 87
Sous-cortical 31
Spatial 41
Spermatozoïde 15
Squelette axial 27, 31
Squelette axial (figure) 24
Stress (définition) 52
Substance blanche 25, 45, 57, 63, 69
Substance blanche (définition) 64
Substance grise 41, 45, 63, 64
Substance noire 73
Substance réticulée 62, 86, 87
Surrénales 49, 51
Surrénales (figure) 50
Syntérèse 9, 14, 25, 32, 41, 58, 61, 62, 74, 87, 88
Syntérèse (définition) 10
Syntérèse (figure) 85

Système afférent spécifique 86
Système afférent spécifique (définition) 86
Système endocrinien 25
Système endocrinien (figure) 50
Système hormonal 49, 51, 52
Système limbique 61, 64, 68, 74, 82, 83
Système limbique (définition) 72
Système limbique (figure) 67, 73
Système néostrié 57
Système néostrié (figure) 56
Système nerveux 9, 10, 13-15, 17, 20, 22, 23, 25, 27, 28, 35, 49, 51, 52, 78, 87
Système nerveux (figure) 8
Système nerveux autonome 15
Système nerveux central 8, 9, 20, 22, 23, 25, 27, 35, 78, 87
Système nerveux central (figure) 8, 24
Système nerveux de la vie de relation 17
Système nerveux de la vie de relation (définiton) 17
Système nerveux périphérique 27
Système nerveux périphérique (définition) 23
Système nerveux somatique 22, 23, 27
Système nerveux somatique (définition) 17
Système nerveux sympathique 15
Système neurovégétatif 15-

Index alphabétique

17, 20, 22, 23, 27, 54
Système neurovégétatif (définition) 9
Système orthosympathique (définition) 20
Système orthosympathique (figure) 19
Système paléostrié 57
Système paléostrié (figure) 56
Système thalamique diffus (figure) 85

**T**

Talents 80
Télencéphale 38, 57, 61, 64
Télencéphale (figure) 30, 34
Température 54
Température centrale 54
Temporel 41
Temps 41
Testicules 49, 51, 52
Testicules (figure) 50
Thalamus 25, 35, 44, 45, 48, 51, 57, 58, 61, 68, 72, 86
Thalamus (définition) 44
Thalamus (figure) 34, 47
Théistes 9, 13
Thermique 54
Thermorégulation 54
Thorax 27
Thyroïde 49, 51
Thyroïde (figure) 50
Tige médullaire 31
Toucher 82
Toux 35
Tremblement 58
Troisième oeil 48
Tronc cérébral 25, 31, 35, 38, 41, 44, 57, 64, 77, 86
Tronc cérébral (figure)
34, 65, 85
Trou occipital 31
Troubles psychiques 83

**U**

Unité d'information 6

**V**

Vaisseaux 36
Vasculaire (définition) 36
Veille 17, 32, 58, 87
Ventricules 61, 77, 78
Ventricules (figure) 76
Vertèbres 20, 27
Vertèbres (figure) 30
Vertèbres lombaires 27
Vertèbres lombaires (figure) 24
Vessie (figure) 19
Vie de relation 9, 17, 22, 23, 27
Vie nerveuse 38
Vie organique 9, 15, 35, 54
Vie psychiqué 38
Vie végétative 15, 23, 28, 54
Vieux cerveau mammalien 61, 64
Vieux cerveau mammalien (figure) 65
Vigilance (définition) 58
Voies de régulatiqn neurovégétative 38
Voies motrices 38
Voies sensitives 38
Volontaire 9, 17, 27, 38
Volonté 12, 15, 17, 84
Volume cérébral 77

**Y**

YURGUTIS A. A. 69

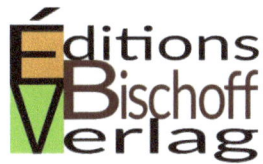

Ruelle de Borjaux 15
1807 Blonay / VD - Suisse

Tél.: +41 21 550 38 14
Mobile : +41 78 610 05 91
thomas@bischoff.ovh
www.bischoff.ovh

## CATALOGUE

# BIBLIOTHÈQUE INTERNATIONALE DE PSYCHOSYNTÉTRÈSE

Les titres de la BIBLIOTHÈQUE INTERNATIONALE DE PSYCHOSYNTÉRÈSE ont tous été créés en marge des séminaires et cours organisés par Elisabeth et Robert Klein. Leur but est de renseigner un public plus large dans un langage simple et précis. Ils offrent la substantifique moelle de l'enseignement psychosyntérétique et donnent des conseils faciles à comprendre et à appliquer. L'objectif n'a jamais été de produire des textes longs des plusieurs centaines de pages et souvent difficilement accessibles comme les œuvres — certainement très importantes — de Freud, Jung, Lacan et d'autres grands pionniers de la psychologie des profondeurs.

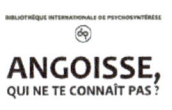

Robert F. Klein
**ANGOISSE, QUI NE TE CONNAÎT PAS ?**

L'angoisse — un phénomène accompagnant tout développement de la personnalité. Avec 12 exercices pour aider une personne angoissée de sortir de son angoisse.

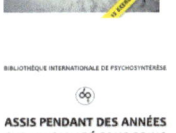

Elisabeth Klein
**ASSIS PENDANT DES ANNÉES SUR UN CANAPÉ SANS SOINS**.

Drogue et maladie mentale. Elisabeth Klein raconte le cas d'une schizophrénie induite par l'utilisation de la drogue.

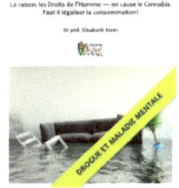

Elisabeth Klein, Robert F. Klein:
**VIVRE POURQUOI ?**

Tout sur la vie et l'après-vie. Elisabeth et Robert Klein s'expriment sur leurs convictions philosophiques et religieuses concernant le sens et le but de la vie et les questions fondamentales de la provenance humaine.

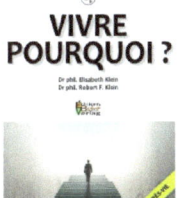
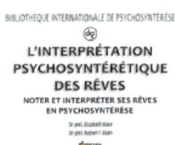
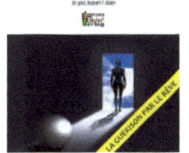

Elisabeth Klein, Robert F. Klein:
**L'INTRERPRÉTATION PSYCHOSYNTÉRÉTIQUE DES RÊVES**

Noter et Interpréter ses Rêves en Psychosyntérèse
Une introduction dans l'interprétation des rêves selon la psychosyntérèse.

BIBLIOTHÈQUE INTERNATIONALE DE PSYCHOSYNTÉRÈSE

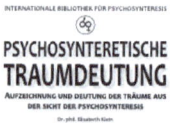
Elisabeth Klein, Robert F. Klein:
**PSYCHOSYNTERETISCHE TRAUMDEUTUNG**
Aufzeichnung und Deutung der Träume aus der Sicht der Psychosyntheresis

Eine Einführung in die psychosynteretische Traumdeutung.

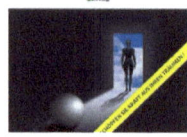
Robert F. Klein:
**LEBEN NACH DEM TOD? ODER WIE GEHT ES NACH DEM TODE WEITER?**

Eine Einführung in die Thanatologie.

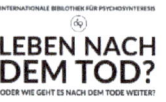
Elisabeth Klein
**L'AMOUR ENTRE FEMMES**

Questionnés par Elisabeth Klein, des femmes parlent de leurs relations. Discussions et éclairages.

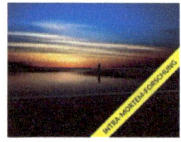

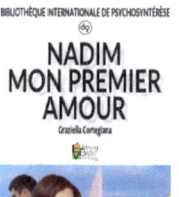
Graziella Cortegiana
**NADIM MON PREMIER AMOUR**

L'histoire d'un amour impossible entre une jeune genevoise et un chrétien libanais.

| À paraître: | |
|---|---|
| Robert F. Klein<br>Elisabeth Klein | LA VIE, LA MORT, L'APRÈS-VIE |
| Elisabeth Klein | FATIGUE NERVEUSE ET COMMENT LA SURMONTER |
| | PSYCHOLOGIE DE LA VIE FAMILIALE I |
| | PSYCHOLOGIE DE LA VIE FAMILIALE II |
| | MIMI DES PÂQUIS |
| Lina Albala | LYNN MA LYNN ADORÉE |

Tous les titres sont livrables en version **imprimée** et en version **électronique** (**e-book**). Veuillez s'il vous plaît consulter notre catalogue actualisé sur: www.bischoff.ovh.

**Contacte :**

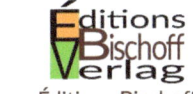

Éditions Bischoff
Ruelle de Borjaxux 15
1807 Blonay / VD - Suisse
+41 78 610 05 91
thomas@bischoff.ovh
www.bischoff.ovh

# DICTIONNAIRE MÉDICAL DICOKLEIN

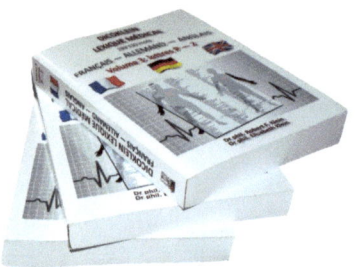

97'710 termes techniques de médecine traduits en 2 ou 3 langues. Un total de 195'420 ou 293'130 entrées (version en 2 langues uniquement sous forme e-book).

Le DICOKLEIN contient les termes classiques de la médecine soit: l'immunologie, la chimie, la rhumatologie, la cardiologie, la physiologie, la chirurgie, la gynécologie, l'embryologie, la physique, l'histologie, l'hématologie, la pathologie, l'orthopédie, la neurochirurgie, la médecine dentaire, l'épidémiologie, la pharmacologie, la botanique, l'homéopathie, la médecine anthroposophique, etc.

**Version imprimée** :

FRANÇAIS — ALLEMAND — ANGLAIS

Volume n° 1, lettres A – E :   33'785 entrées, 598 pages
Volume n° 2, lettres F – O :   31'463 entrées, 545 pages
Volume n° 3, lettres P – Z :   32'462 entrées, 587 pages

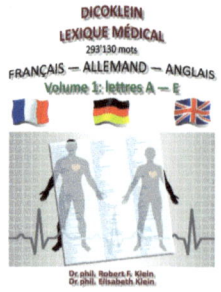 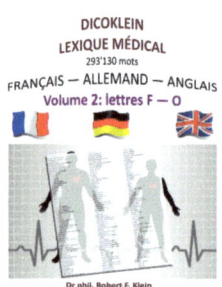 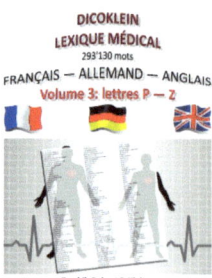

**Versions e-book (Kindle®) :**

- DICOKLEIN MEDICAL DICTIONARY
  ENGLISH — FRENCH — GERMAN

- LEXIQUE MÉDICAL DICOKLEIN
  FRANÇAIS — ALLEMAND — ANGLAIS

- DICOKLEIN MEDIZINISCHES WÖRTERBUCH
  DEUTSCH — ENGLISCH — FRANZÖSISCH

- DICOKLEIN MEDICAL DICTIONARY
  ENGLISH — FRENCH
  (Optimisé pour INBOOK-LOOKUP qui permet la consultation électronique du dictionnaire DICOKLEIN pendant la lecture d'un autre livre.)

Informations : www.dicoklein.com

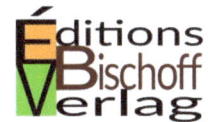

Éditions Bischoff
Ruelle de Borjaxux 15
1807 Blonay / VD - Suisse
+41 78 610 05 91
thomas@bischoff.ovh
www.bischoff.ovh

www.ingramcontent.com/pod-product-compliance
Lightning Source LLC
Chambersburg PA
CBHW040315220526
45473CB00009B/2437